Beautiful Life

Beautiful Life

動動眼肌
視力
自然好回來

Improve
Your Eyesight
Naturally

實證遍布全球！
風行歐美，丹麥視力訓練大師
的視力自然療法

作者 力歐・安加特 Leo Angart
譯者 徐恒功、張瓊嬪

謹將此書獻給我特別的星星 ——— 司徒年好。

寫作期間，她不但提供了諸多寶貴建議，
更一直是我強而有力的精神支柱！

近視的預防，
絕對是有可能的

　　眼睛是人體最精緻的器官之一，其所擔負的視覺是人類五官知覺中最重要的，而視力是一種可隨著眼球發育，及環境的刺激學習發育而改變，除先天遺傳因素外，後天環境因素對視力的影響，更是扮演重要角色。隨著人們的近距離工作量增加，及對資訊化電子螢幕密切接觸產品的普及化，這個環境因素大大地改變人類用眼習慣，可以預期的是，我們近視的盛行率將會更加惡化。如何預防保健國民的視力健康，已是迫在眉睫，尤其具有視光教育背景的全國大專視光科系的師生，更有不可推卸的責任。

　　自從出生後，人類的視力就一直隨著環境及時間的逝去在變化。依據解剖學的構造，正常眼球軸距（前後徑）出生時約十六厘米，三歲時達二十三厘米，成年時約為二十四厘米。所以人類眼球在嬰幼兒時期是遠視的，而近視的形成可能是因遺傳及環境因素錯綜複雜孕育而成，一般認為，軸性近視是不會回復的不可逆；但我要強調的是，在幼兒及學齡時期，若能有正確的用眼習慣及預防保健的觀念，近視的預防，絕對是有可能的。然而關於近視的回復，所謂視力訓練或鍛鍊，一直因缺乏嚴謹的學術研究及論述，在台灣的眼科醫學及視光學的教育，是對所謂視力訓練或鍛鍊，基本上並不給予認同。國內外眼科醫師訓練較著重於外科的訓練，而北美的眼視光醫師則注重於眼內科，但都較偏向疾病的治療，而位於東方的我們，我個人期盼大家敞開心

胸，以正向的思維接受來自各個領域的努力成果，並將之融會貫通後，結合自己的專業，發展一套有利於國人的視力預防保健。甚至可回復提升視力的教學訓練課程，以期對國人，甚至全世界的視力健康盡一份由衷的心意。

所謂「靈魂之窗若要好，視力保健不可少」。眼睛的問題，除近視外，其他諸如斜弱視、散光及老花等，更有隨之而來的視網膜病變、青光眼及白內障等。所以視力保健是身為現代文明人不可或缺的觀念與責任。為提供這些視力保健的作業程序，本書完整有系統的收集描述各種鍛鍊方法，包括蝴蝶練習法、身體晃動練習、鏡像晃動練習、平衡晃動練習、長號（伸縮喇叭）練習法、西藏輪圖練習等等，也配合中醫的穴道經絡及正向能量之信念的鍛鍊方法。當然除要掌握正確的技巧外，任何訓練不可能一蹴可及，而是要長時間有耐性、有信心的執行，方能收到一定的成果。

本書除了具淵博學理和經驗豐富的原著外，譯者更將近十多年來，陪作者在加拿大及臺灣教學的經驗注入其中，並以淺顯易懂的語言作敘述性描述，內文筆觸清晰，並輔以圖解，除將難懂的語意得以釐清，並將作者的原意以中文適度地鋪陳，更融入譯著及作者的實務經驗，使本書更具有易讀性與理解性，是一本珍貴的中文視力訓練專業的好教材。

本書對在校的專業人員及一般民眾，或許會覺得此領域有些難以接受，而本書的特色即可為大家領入門，同時也可讓臨床視光師重溫基礎概念，以作為邁向進階治療的依據。所謂返本歸真，善的循環，希望這本書出版後，可幫助大家釐清對眼球鍛鍊及視力回復的迷思，配上廣泛實用的實作技巧，期能接軌國際上在此領域發展的研究成果及新的觀念，以期對全人類的視力健康盡一己之力。

中山醫學大學視光學系創系主任

林克亮 博士 謹誌

推薦序二

不戴眼鏡，
是有可能達成的眞實目標

　　本書與坊間有關視力改善訓練書籍有極大不同，具有可讀性、知識性及實用性，是一本能幫助想藉由自然的方式達成視力改善的人，務實可實踐的參考書籍。

　　本書的內容，包括眼睛的解剖構造、眼睛的視力及生理視覺、導致無法看清楚的屈光異常、看遠方物體及近距離閱讀時，眼睛的視覺機能運作，諸如雙眼聚焦的調節功能，雙眼看近時的會聚作用力；影響色彩判斷的色弱；眼睛無法與一般正常人一樣，在適當的距離看清楚物體的弱視；雙眼呈現偏斜的斜視；以及其他的視覺損傷的解說。至於有關維他命營養素與眼睛的健康關係；運用於老花眼時，讓看遠看近都能看得清楚的單眼視法；護眼遮光防紫外線的太陽眼鏡；以及近視開刀與視力訓練的差異比較，都有相當容易理解的清楚說明。

　　本書的核心部分爲以自然的方式，如何減輕近視度數、老花度數、遠視度數，以及眼睛調節力、會聚力的視機能鍛練的方法，和練習與視力鍛鍊計畫，都是值得再三閱讀的章節。

　　對於眼睛的健康，以及對眼睛的視覺機能機制運作感興趣的人，本書提供了充實完整的參考資料。特別在其文後的視力相關辭彙資料，可迅速地查看專業字眼的定義，幫助明白眼睛機能自然運作的本質。

對於想不戴眼鏡，而希望能有良好視力的讀者，這是一本可以依循操作、鍛鍊或視力改善，務實有效的操作手冊，讓不戴眼鏡，成為有可能達成的真實目標。

許多目前看遠或近方時會不清楚，而戴著眼鏡或隱形眼鏡者，希望能透過視力鍛鍊，達到不用戴眼鏡，或戴較淺度數眼鏡的期待，或許內心都有這疑問：需花費多久的時間視力鍛鍊，才能實踐不戴眼鏡的成果呢？ 我的答案是：達到改善視力目標的時間長短，是因人而異的。

具體的說，有如下所列的幾個因素會決定及影響達成的時間長短及功效：1.戴眼鏡當事者的度數深淺；2.配戴眼鏡已經有多久的時日；3.當事者是否有意願、有毅力，持之以恆遵循所建議的鍛鍊方法，確確實實地去實踐練習；4.能否清楚明白眼睛機能的自然運作本質；5.個人生活所面對的壓力及如何面對壓力的能力；6.其自身的身心健康狀況，這些絕對都會影響所想要達成目標的最後結果。

這是本深入淺出，簡單易懂，內容豐富，以明確具體的自然方式，達成視力改善的練習建議，值得再三閱讀及永久保留，一本值得推薦的好書。

祝福任何一位帶著全心全意的意願，持續認真運用書內建議的視力鍛鍊者，其視力都有明顯美好的改善，且輕易地能以自然的方式，重建其原就擁有的優良視力健康。

美國認證視光科醫師

賴裕源 O.D.（Dr. of Optometry）

承襲 Leo 老師教導，發揮社會企業精神

感謝歐格利健康事業的兩位負責人——徐恒功董事長與張瓊嬪總經理。

他們於百忙之中，蒞校輔導，免費為十五位清寒學童提供義診，以自然療法提升其視力，成效卓著。

本校向以身為「健康促進楷模學校」為榮，上學年度教育評鑑成績，亦因本項視力訓練活動而加分不少。

徐董事長為李家同校長於二〇〇九年創立之「社會企業創新創學會」遴選之十五位創會理事之一。期滿卸任後仍然一本初衷，竭盡所能，於公司及住家社區，為清寒學子提供視力改善的服務。

長年受惠於Leo老師的教導與事業成就的扶持，歐格利兩位負責人之此項義舉，可謂飲水思源。

積穗國中鄭建立校長

暨

家長會長吳偲能

同啓

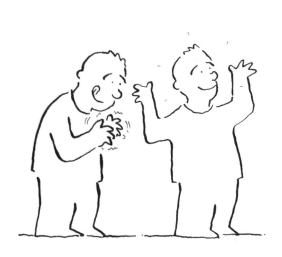
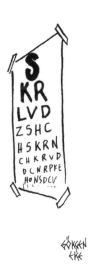

謝 辭

首先我要謝謝威廉・貝茲醫生（Dr. William H. Bates）承受冤屈罪名的膽識，因而得以奠定了這套視力鍛鍊的基石。

我也感謝蔡國瑞大師（Master Choa Kok Sui）對氣療法的執著。這套療法在當年治癒了我的眼睛，讓我體悟到能量才是恆久成功、恢復視力最重要的因素。

衷心感激神經語言程式學（NLP）的導師茱蒂絲・迪羅哲（Judith DeLozier）和羅伯・迪爾斯（Robert Dilts），他們教導我追究造成千里之失的毫釐之差。我的研究主要植基於NLP的方法論。

特別感謝第一次邀請我來台灣的Jenny Lee和Wilson Chen。感謝Dominic Ling、Talis Wong、Winnie Lee和Eddie Leui四人，在香港對我的協助及一路的貢獻。

由衷感謝徐恒功先生及張瓊嬪小姐兩位譯者，讓本書讀來通順流暢。感謝林克亮博士、賴裕源博士及鄭建立校長對本書的推薦及支持。

感謝商周出版同仁的努力，讓本書如此賞心悅目。

最後要感佩的是，諸多曾因參加工作坊而受惠的人，以及正準備要探索此書而將受益無窮的你！

目次

推薦序一　近視的預防，絕對是有可能的 …………… 4

推薦序二　不戴眼鏡，是有可能達成的真實目標 …………… 6

推薦序三　承襲 Leo 老師教導，發揮社會企業精神 ……… 8

謝辭 ……… 10

前言 ……… 16

如何由本書獲益 ……… 22

34　│　第1章　**重拾視力是可能的嗎？**
檢查視力 ……… 36
面對視光師／瞭解你的度數 ……… 37
角膜塑型（OK鏡片）是答案嗎？ ……… 39
角膜塑型的潛在風險／OK鏡片多有效？ ……… 40
那麼，藥物治療呢？ ……… 41

44　│　第2章　**眼睛解剖學**
眼睛的肌肉 ……… 44
角膜 ……… 46
眼睛光學的種種面相／水晶體 ……… 49
視網膜／感光細胞 ……… 51
黃斑部 ……… 52

54　│　第3章　**健康的眼睛**
要怎麼吃才能讓眼睛達到巔峰狀態？／我要如何維持視力最佳健康？ ……… 55

60 第4章 **視敏度**

察看視敏度的細微變化 —— 61

夜視 —— 64

對比 —— 65

何謂屈光度？ —— 66

68 第5章 **視力的心智觀點**

這世界多美好！ —— 70

你的注意力集中在哪裡？／感覺統合練習 —— 71

76 第6章 **視力鍛鍊的基本原則**

翻新你對視力的信念 —— 82

現實策略 —— 83

信念策略 —— 84

信念轉變的週期 —— 86

88 第7章 **訓練你看的能力**

如何發掘你的內在視覺 —— 89

找出你的優勢眼 —— 90

平衡想像視力和生理視力 —— 91

你是否正試圖過濾掉不想看到的事物？ —— 92

94 第8章 **讓能量流動**

眼睛的中式穴道指壓法 —— 96

100 第9章 **檢查你的視力**

眼睛有多放鬆，就能看得多清楚 —— 100

如何檢測遠距視力 —— 101

檢查你的近視是否超過4個屈光度 —— 102

近距視力測試圖 —— 107

110 第10章 **散光**

視力鍛鍊法治療散光的基本原則 —— 112

透過練習來放鬆眼部肌肉 —— 115

西藏輪圖練習 —— 116

客觀證據 —— 119

120 | 第11章 | **近視**
導致近視的原因？ —— 121
沒有水晶體不等於沒有視力？ —— 122
功能性近視與結構性近視 —— 124

128 | 第12章 | **治療少於2個屈光度的近視**
如何用視力表進行訓練 —— 129
晃動法 —— 130

132 | 第13章 | **治療2至3個屈光度的近視**
圖表交替練習法 —— 133
骨牌練習法 —— 135

138 | 第14章 | **如何治癒超過4個屈光度的近視**
能量練習 —— 140
繩索練習法 —— 143
來來去去練習法 —— 145

148 | 第15章 | **老花眼**
貝茲探尋老花療癒之旅 —— 151
跌跌撞撞摸索出來的真理 —— 152
視力鍛鍊法治療老花基本原則 —— 153
你有老花嗎？ —— 156
小字練習 —— 157
懶人眼（弱視）閱讀練習 —— 162
圓圈練習法 —— 164

166 | 第16章 | **遠視**
視力鍛鍊治療遠視的基本原則 —— 168

170 | 第17章 | **雙眼會聚力（輻輳）**
視力鍛鍊恢復會聚力的基本原則／如何檢測雙眼的會聚力 —— 172
會聚力與閱讀／會聚力練習 —— 174

176　第18章　**斜視**

如何檢測斜視 ┄┄┄ 179
視力鍛鍊法治療斜視的基本原則 ┄┄┄ 180
蝴蝶練習 ┄┄┄ 182
身體晃動練習 ┄┄┄ 183
鏡像晃動練習 ┄┄┄ 184
平衡晃動練習 ┄┄┄ 185
長號（伸縮喇叭）練習法 ┄┄┄ 186

188　第19章　**弱視**

視力鍛鍊法治療弱視的基本原則 ┄┄┄ 191

192　第20章　**色覺感知**

顏色對比理論 ┄┄┄ 193
色調辨別 ┄┄┄ 194
色覺感知不足 ┄┄┄ 195
盤點顏色的能力／替顏色配對 ┄┄┄ 198
顏色的運作 ┄┄┄ 199

202　第21章　**視覺損傷**

取得光感／放鬆眼睛 ┄┄┄ 203
感覺映射／感知物體形態 ┄┄┄ 204

206　第22章　**好過20/20 的視力**

提高遠距視力的練習 ┄┄┄ 208

210　第23章　**單眼視力**
212　第24章　**太陽眼鏡**
216　第25章　**動過手術的眼睛**
222　第26章　**視力鍛鍊計劃**

附錄　**視力鍛鍊的科學** ┄┄┄┄┄ 226

專有名詞解釋 ┄┄┄┄┄ 236

Leo老師視力訓練工作坊證言 ┄┄┄┄┄ 248

前言

視力在五官知覺中最爲重要。它讓你見到夕陽的餘暉、戀人的容顏,還有童稚眼眸中的純眞。在造物主的寵幸呵護下,我們幾乎都能在成長過程中,自然天成地擁有完美的視覺。

視力是一種可隨著發育而學到的技巧,這或許出乎你的意料,但初出娘胎的嬰兒,哇哇落地時,並不具備發育完全的眼睛。四個月大的嬰兒會開始辨識顏色,眼、手協調的能力也開始發育,然後才是眼睛和身體的協調運作。嬰兒到了週歲前後,開始蹣跚學步,也因而得以繼續開發另一階段的視力。以上程序,完全不出造物主的旨意與規劃。

我配戴眼鏡超過二十五年,才基於個人經驗提筆寫書。起初,我和眾人一

樣，認為視力衰退，無力回天。老化就是這麼回事，要不視先茫茫，要不髮先蒼蒼。

一九九一年當時，我近視五百五十度，幾乎鏡不離眼，包括閱讀時亦然。事實上，我當時需要兩副眼鏡，一副閱讀、一副看遠。當時剛好有位朋友想改善視力，他持續努力了三年，仍然摘不掉眼鏡。長期專案向來不是我所好，若不能時時進步、刻刻成長，我會立刻興味索然。我當然不會幼稚到奢望一步登天，頓時視力1.0。但我真誠渴望進步的脈動，而非鎮日企盼鴻鵠之將至。所以，我的方法要能迅速有效。

一九九〇那年，我迷上了「神經語言程式」（NLP或Neuro-Linguistic Programming）。一本由理查・班德樂（Richar Bandler）和約翰・葛林德（John Grinder）所著，名為《形變》（Trans-formations）的研討會講義，這是一場催眠研討會的實錄。在第一七七頁，作者提到曾將某人催眠回到童年。

眾所皆知，孩童的視力極佳，葛林德靈機一動，就將當事人催眠後再以童年的視力帶回現實。忽然，當事人竟能如孩童般，裸視看得一清二楚。我對此段紀錄興奮極了，試想，如能找到一個催眠師，如法炮製，一小時內就可帶著完美視力回家。可惜，造物主另有安排。縱然我無法找到任何人引領我完成此一程序，但我的興頭已來，鐵了心要找到恢復視力的自然療法！

起初，我嘗試做觀想練習，的確有某種程度的進步。然而，我的野心是全然療癒並徹底拿掉眼鏡！於是我又踽踽上路，追尋恢復天然視力之道。

一個週五晚上，我又在書堆裡神遊，竟然讀到一書大談能量療法，其中一個練習似乎對近視不無小補。我試了試，竟然馬上感受到眼力稍有增強。興奮之餘，我每隔兩小時就再做一次，叮咚，我找到了！

隔天午餐後，我竟可以摘掉眼鏡，輕鬆閱讀。時至今日，我閱讀從未再戴老花眼鏡。整個週末，我不停練習。到了週一早上，我決定收起眼鏡，裸視搭乘火車上班，就我所知幸未發生意外。

本來我想裸視，直到午餐結束；但在午餐前，雙眼已累到不行。如你也是重度近視的人，當知脫掉眼鏡後的急速疲憊。

總之，我開始持續練習，逐漸能將眼鏡越脫越久；到了週末，已能鎮日遠離眼鏡。從此，我只將眼鏡放在口袋中，當作能辨識文字的放大鏡，以備不時之需。譬如，要在機場接機，遠遠就得認出對方。我可不想讓自大的潛意識作祟，導致失禮。

從此之後，我的視力持續進展。又兩週後，竟可一眼認出馬路對面的熟人。我又重拾我的社交生活。往後五年，我在眼睛上什麼功夫也沒下。基本上，我壓根兒忘了曾經戴過眼鏡。

一九九五年，我在加州大學聖塔克魯斯校區參加了一個月的高級NLP神經語言程式訓練。課程裡我向朋友們透露我的眼鏡簡史，他們對此甚感興趣，逼我說出如何船過水無痕的成就了這項豐功偉業。我因而花了一個晚上，清談此一議題，現場超過六十個人出席。這讓我大開眼界，因為沒想到竟有如此眾多人士，對眼鏡視之如讎寇，必欲去之而後快！

隔年，一九九六年，我參加了NLP神經語言程式大學另一課程。這次課程包含一個「模型建立專案」，試圖探索某個專門領域，把特定的知識技轉給他人。在此之前，我不知道誰曾重建視力，因而無人可供諮詢。我決定就用自己當模型，以我的經驗為基礎，建立一套矯正近視的方法。與此同時，我開始購買與視力有關的書籍，譬如貝茲醫生（William Bates）的《裸視》（*Seeing without Glasses*），及珍娜·古德瑞奇（Janet Goodrich）著於

一九八六年的《視力的自然改善》（*Natural Vision Improvement*）。我因此也學習到掌療與日療等手法。

此際，我已堅信，要有良好的視力，必須瞭解視力不佳的潛因。這可能是因為此時我已學會各種有效的方法，可讓人們時光回溯。我挖掘了許多有趣的資訊，談到種種可能衝擊視力的人生閱歷。尤其這些資訊歸結了童年孩稚天真無邪的經驗。

譬如：有個八歲的小孩，因轉學而失去了所有的朋友，另有一位孩童回憶起，與老師相處的不悅經驗。有些經驗來自撞見了不該看的事情。有些人很介意生命中發生的不悅之事，卻無力抗拒。我最初舉辦工作坊時，認為參加者約有半數需要後續一對一的教導，以便協助他們探索為何存在的信念，並理順認知。

設計工作坊時，我開始學習其他一般視力問題。譬如，當時我對散光一無所悉，遑論治療。在學習各種視力問題的過程中，我開始揣摩出哪些練習可能會有所幫助。

在工作坊的處女作中，有個近視學員在午餐前就能看清視力表上20/20那行，以及表上的小字。這真是莫大的鼓舞，也讓我確信多數學員都能由工作坊受惠。巧合與小規模的奇蹟持續發生，而我受邀開課的足跡也遍及各地。

自一九九六年起，我平均每年在全球各大都市舉辦二十五場工作坊。單單倫敦就總共超過二十五次。課中常有學員告訴我，在有機會親身參加之前，他們早已引領企盼久久。

我對工作坊的鍾情超過一對一的教導，因為十四個小時內，你能體驗並學到的眼睛知識，遠超過我一小時所能教導的。群體動力更能鼓舞、激勵你分組配對作實際的練習。這不僅僅是取得資訊這麼簡單，還能讓你理解，你擁

有超乎你所能想像的視力，而且可以找出進步的步驟。

工作坊帶給你的成果是：

1.首先會知道你對視力有十足的控制能力；

2.哪些練習才是你最需要的；

3.你能期待哪些成果出現。

我無意低估你所需投入的努力，某些個案甚至需要練習長達數年。但我保證你能親身體會到進步——你的眼睛會向你證明，它們可以改變並進步。依據科學研究顯示，當你能在視力表下一行中，辨識超過五個小字時，你的眼睛就已有進步。

在我的工作坊中，學員課後分享，已能夠辨識視力表上，更下方的三甚至四行的小字。順道一提，視力表上每下降一行，代表視力提升五％。在兩天的工作坊後，有十～二十％可觀察、可衡量的進步，算是相當卓越了！

有一次在柏林，我們安排了一位視光師，在上課前後為所有學員驗光。有位女士在星期天傍晚下課前，當場驗出降了兩百度。驚人的是，這位女士當時已經九十二歲了！

孩童的反應更為快速。我常目睹孩童在一個小時的視力鍛鍊後，重拾「神奇的眼睛」。

以八歲大的馬克斯（Max）為例，他本有20/40的近視，在二十分鐘的練習後，開心跑來報告他已能見到視力表20/16那行。這是視力表最底端的那行，是一個十歲孩童本來就該看清楚的正常視力。隔年我又遇見馬克斯，馬上就拉著他量視力。他仍然可以看到20/16那行。他若非擁有超強記憶，就是視力真的改善了！

著手寫書，旨在告訴讀者，視力重建是可能的。此外，我也願意分享心路

歷程，嘉惠世人。此一佳音，對兒童尤其重要。在多數個案中，當視力鍛鍊可以輕易重建孩童的天生視力時，沒道理讓他們終生禁錮於眼鏡的牢籠之內。越早引進此一療法，效果越好，並可享有自然天成，且終身保固的加值好處。

如何由本書獲益

　　現在，我相信你已躍躍欲試，迫不及待要面對你眼睛的各種問題。請放眼閱讀並動手檢視，先量好視力，然後讀完本書第一部分的背景介紹與一般原則。

　　熟悉方法後，我建議你馬上實驗最適用於你的章節裡的練習，你應會很快體驗到某些成效。監控進展極為重要，正向回饋對保持自我激勵也很重要。書面資料的資訊傳遞當然會有不足之處。最終，你可能還是想參加一次工作坊，體悟現場互動，並發掘你視力的確實面貌以及強化之道。

　　我的寫作取向不僅僅是傳遞本書資訊，也要影響你，並激勵你成功。畢竟，成就的榮耀歸於你，我只是提供你「方法」。網址http://www.vision-training.com/包含了更多的資訊，以及本書中的完整研究細節，僅供參考。

僅僅閱讀此書，恐未能完成所有的目的。在某個時點，我建議你參加一次工作坊，找出你視力的全貌及終身經驗。

☺ 何謂視力鍛鍊？

視力鍛鍊就像運動可以增進健康一樣，人盡皆知，規律的運動有益健康。醫生一定會告訴你，就算每天僅僅步行三十分鐘，健康與體態也會有顯著改善。

一九八八年，美國視光師協會（The American Optometric Association）已注意到，許多研究證實了視力鍛鍊在矯正閉合性、調適性與雙眼性障礙上的功效。然而，很多護眼專家對視力鍛鍊法、視力療癒法，或視軸矯正法若非完全否定，就是高度質疑。除了戴眼鏡和雷射手術，他們就是看不見任何其他方法。

一般而言，對於眼疾，多數保眼專業人士最感自在的醫學模式，就是頭痛醫頭，腳痛醫腳。配戴眼鏡或雷射手術都能立竿見影。然而，配戴眼鏡對你近視的改善毫無助益。鏡片固然可以矯正屈光異常，但無法改變你近視的事實，與伴隨近視而來的風險。（譬如視網膜剝離、青光眼及黃斑部變性……等，風險都高於常人六十％。）

雷射手術是以機械觀點，解決視力問題的最新發展。事實上，就是把鏡片直接雕刻於角膜。角膜只有零點五公厘厚，任何手術無法避免的結果，就是削弱角膜的組織，手術有其無法避免的後果，因而牽引的併發症就是視力的減弱。尤有甚者，你的夜視能力通常會嚴重弱化，以致晚上不能開車。美國和加拿大都正在立法禁止動過雷射手術者在夜晚開車。在德國，特定的對比測試是考駕照所必須；許多動過雷射手術的人此項測驗都被當掉，因而無法

取得駕照。甚至，有人在手術之後，需要老花眼鏡才能看書。他們不過是從一副眼鏡換成另一副罷了。

視力鍛鍊重視過程，且會讓你意識到自己內在的改變。視力鍛鍊計畫是否成功，在於能否發展出最合適的視力策略，且把這些策略轉化為第二天性。我的方式是，賦予你足夠的能量，激勵你做簡短而頻繁的練習；大約每天十次，每次只要五分鐘。頻繁的重複似乎是促成永久改變的關鍵。如每週僅練習一至兩次，絕不足以達到練習效果。

要讓視力鍛鍊有效，必須有明定的方法來衡量進步。多數人若未能立即見效，就會很快喪失興趣。因此，時時觀察並紀錄近視的進步，並予以慶祝是必要的。近視有意義的改善，就是在一段時間內，度數持續的降低。

☺ 視力鍛鍊的祖師爺

貝茲醫師（Dr. William Bates, 1860～1931）在一八八五年畢業於哥倫比亞大學醫學院。

從一八八六至一八九六年，貝茲醫師曾在紐約的西北藥局和哈林醫院的眼

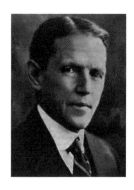

貝茲醫師（Dr. William Bates, 1860～1931）

耳專科裡擔任外科助理醫生一職。貝茲醫生在紐約的研究所醫學院與醫院擔任眼科學講師。他是個成功且廣被尊敬的眼科醫師，教導學生如何改善其近視。然而，在一八九一年，他卻被逐出於師資陣容。

貝茲醫師於《紐約醫學期刊》（*New York Medical Journal*）發表多篇論文，指出視力問題是可學習且可改善的。因此，他相信眼睛會對練習有反應，包含放鬆。

貝茲設計開發了一系列的簡單練習，以改善種種視力問題。一九一五年，他在《紐約醫學期刊》發表一篇「不用眼鏡即可改善視力缺陷的療癒」（The Cure of Defective Eyesight by Treatment Without Glasses）文章。此文隨後被改寫發表為《裸視》（*Better Eyesight Without Glasses*）一書，時至今日仍可購得。

因此，貝茲醫師被廣泛尊稱為「視力鍛鍊的祖師爺」。

☺ 視力鍛鍊簡史

眼睛可以訓練，此一念頭，即首創於紐約眼科醫師威廉・貝茲。他在紐約的眼耳診所工作時，每年須檢查數千雙眼睛。行醫多年後，他開始對眼科學的始祖們所提出的理論智慧產生懷疑。

> 我在紐約眼耳診所和其他醫療機構，一年必須檢查三萬雙眼睛。我觀察到……許多屈光不正的案例竟能自動康復，或是改變形式。我既不能忽視上述現象，也不能滿足於傳統醫學的詮釋，即使這樣的解釋是存在的。對我而言，如果一個理論正確，它必須永遠正確，絕無例外！如果屈光不正無法矯治，它們便不該康復或是自動改變形式。

在這段期間，我發現近視、遠視如同散光一樣，都可以由意志力產
生；而且近視並非如我們長久以來所認知，與眼睛在近距離的使用有
關，而是與以疲憊的眼睛看遠距離物品，及遠視者以疲憊的眼睛看近
距離物品相關。也就是近視的度數，一直在起伏變動。（貝茲，1920
年；第十二頁）

這時候，一位卓越的德國科學家荷姆赫茲（H. Helmholtz, 1821～1894）發
明了一種新儀器——視網膜鏡。透過它，醫師可以檢查眼睛聚焦的能力。貝
茲醫生就是用它診察過各種眼睛的毛病，因而體悟許多眼睛聚焦方式的心
得。

我對眼睛的知識，大多來自於同步視網膜鏡學。視網膜鏡是用來測量
眼睛屈光的儀器。它藉由鏡子將一束光線反射進瞳孔，經由電池激發
光源在儀器外面，或在被測量者的上方及後方。

眼肌——左眼

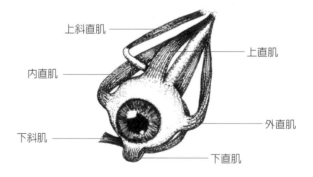

上斜直肌

內直肌

下斜肌

上直肌

外直肌

下直肌

檢驗者由觀察孔看到或大或小的瞳孔，充滿了光線。對正常人的眼睛
而言，這個部分應該是帶有紅色的黃光，這就是視網膜的顏色。但在
貓咪的眼裡，就呈現綠色。如果視網膜有病變，那就可能是白色的。
除非眼睛完全聚焦在應被觀察之點上，檢驗者會看到瞳孔的邊緣上有
陰影；當鏡子不斷改變方向時，陰影的變化透露了眼睛屈光嚴重的程
度。這個十分好用的儀器，其用途仍有許多可能的想像空間，尚未被
醫學專業人士所開發。

我用視網膜鏡研究眼睛的屈光問題已有三十年了。我用它檢驗了數以
萬計個學童、幾百個嬰兒，以及幾千隻動物，包括貓、狗、兔、牛、
馬、鳥、龜、爬蟲和魚。我時不時用它觀察他們的歇息或運動狀態，
我甚至在自己移動時觀察他們。我全面觀察他們的時機，包括白天跟
夜晚、他們舒適時或興奮時、竭力想看時或不看時、說謊時或坦白
時、眼皮半遮半閉或關閉部分瞳孔時、瞳孔擴大如銅鈴或收縮如針尖
時、眼睛左右搖擺以及其他方向時。藉由這項觀察，我發現了許多不
為人知的現象，讓我不太能與正統教學的理論整合。這引發了我將
早先想研究的主題，落實為一系列的實驗，其結果與我的觀察完全吻
合。

研究至此，我除了完全放棄調節力和屈光的正統教學體系外，別無他
途。（貝茲，1920年：第十七頁）

貝茲醫生早期的體悟是，眼睛一直保持於改變的狀態。如果你每小時測量
眼睛一次，會發現每次結果都有些微差距。貝茲醫生的發現，幾乎與眼睛聚
焦的傳統思維背道而馳。一八六四年，丹德斯（Donders）和之後的荷姆赫

茲於一八六六年得出結論，眼睛內主要負責聚焦的是水晶體。這個理論至今仍為主流，且對眼睛保健專業人士的影響極為深遠。同樣，貝茲醫生說：

眼球外面那些肌肉的功能，除了控制眼球在眼窩內的轉動外，一直頗具爭議性。但在荷姆赫茲所從事的模擬研究中，眼睛的調節力只會隨水晶體的曲率改變而改變後，就排除了水晶體與眼睛在不同距離的聚焦或產生屈光不正，有長期而重要的關聯性。

……我對魚類、兔子、貓咪、狗狗及其他動物的眼外肌肉做了實驗之後，似乎可證明，這些動物的眼睛調節力完全取決於外部肌肉群，而非水晶體的運作。操弄這些肌肉，我可隨意控制或阻止眼睛的調節力，以產生或預防近視、遠視或者散光。這些實驗的完整細節將刊登於一九一四年十一月的《動物學協會》（*Bulletin of the New York Zoological Society*），及一九一五年五月八日和一九一八年五月十八日的《紐約醫學期刊》。然而，為了便於無閒暇或無意願讀這些文獻的人，以下是我的摘要：

眼球外部有六條肌肉，其中有四條直的和兩條斜的。斜肌幾乎完整包覆眼球中央，像腰帶一樣；顧名思義，依據它們所在的位置，稱為上斜肌和下斜肌。直肌連接鞏膜，也就是眼球的外衣，接近前方。它們通過眼球上方、下方和兩側，直到眼眶的後方。在此處，這四條直肌連結到一組骨頭，其形成的眼洞可讓視覺神經通過。根據其位置被稱為上直肌、下直肌、內直肌和外直肌。斜肌是控制調節力的肌肉；直肌則與遠視和散光的出現有關。

有時，某條斜肌會長不出來或者發育不全。然而，當這兩條斜肌健康

運作時，在視網膜鏡的客觀量測下，可察覺到，對眼球或腦部核心深處的調節神經施以電流刺激，會產生調節力。藉由增加斜肌上的拉力，可操控眼睛近視的程度。譬如說，對一兩條斜肌肉做摺疊手術，或在與鞏膜的交接處作徙前術。如果切除一兩條直肌，斜肌的拉力將會被手術給增強。

當一或兩條斜肌被切斷，或在眼眶深處注射阿托品（Atropine）麻痺，電流刺激就無法產生調節力。但當阿托品的效力消退，或斜肌縫接回去，電流刺激後的調節力又跟先前一樣了。同樣地，研究顯示，當弓鰭魚、鯊魚和河鱸的一條斜肌被移除時；或發育不良時，如實驗中所有的貓、幾條魚，還有一隻突如其來的兔子身上，電流刺激未能引起任何調節力。但是當發育不良的肌肉被徙前術強化後，或是用縫線代替未生成的肌肉，以製造反牽引力，電流刺激都能夠引發調節力。

應要強調的是，為了麻痺直肌或斜肌，必須用針頭將阿托品注射到眼球深後方。這個藥品本來是以點藥水的方式，麻痺人類或動物的調節力；但我發現所有的實驗裡，此一方法對眼睛改變聚焦能力的效用很小。

只要眼球肌肉正常運作，就算水晶體切除，或從視軸的中心線偏移，它們對電流刺激的反應與正常眼睛無異。可是當眼眶深處注射了阿托品而麻痺時，電流刺激對屈光就沒有效用了。

有一個實驗，把兔子右眼的水晶體拿掉。透過視網膜鏡，我們發覺牠兩眼的屈光皆屬正常。一段時間後傷口癒合，我們觀察電流刺激對牠調節的控制，發覺在一個月到兩年實驗期內，電流刺激都會讓沒有水

晶體的眼睛產生調節力，跟有水晶體的那隻眼一樣。同樣的結果也在其他兔子、狗和魚的身上發現。這個實驗的結論至為明顯——水晶體並非眼睛調節力的因素之一。

大多數生理學教科書認為，調節力是由第三對腦神經所控制。除了上斜肌和外直肌之外，第三對腦神經控制眼球所有的肌肉。實驗發現，供養上斜肌的第四對腦神經，也跟第三對腦神經一樣，可控制調節力。

當第三或第四對腦神經，在腦部核心深處被施以電流刺激，正常的眼睛都會產生調節力。用棉花浸以二％的阿托品硫酸（sulphate）加生理食鹽水，覆蓋在神經起點上。這對那條視神經的刺激，並不會產生調節力；然而，對那未被麻痺的視神經，其刺激仍然會產生。

當兩條視神經都被麻痺了，電流刺激對兩者都沒有作用。當把麻醉劑棉花拿掉，且以生理食鹽水清洗神經，電流刺激對調節的作用，又恢復成跟使用阿托品一樣。這個實驗超過一個小時，透過不斷交替使用阿托品及清洗神經，不但證明了先前不知道的事情，亦即第四對腦神經是控制調節力的神經之一，而且證明了被它供養的上斜肌，更是調節力的重要因素。進一步的實驗發現，如果把斜肌分開而阻礙其運作，對第三對腦神經的刺激，不但沒有產生調節力，反而造成了遠視。（貝茲，1920年；第三十八～四十五頁）

貝茲醫生的發現，並沒有得到科學界的熱烈迴響。事實上，貝茲醫生本來在紐約的眼耳科診所教職，卻被莫名其妙的解僱了。內部的權利結構認為他的發現過於極端，遠超過當時能被接受的科學典範。然而，貝茲醫生自行持續發展他的理論，創立了一間診所，教導視力鍛鍊。他出版了一本雜誌《更

佳視力》（*Better Eyesight*），並將其發明的技術教導世人。

時至今日，吾人尊稱貝茲醫生的成就為「貝茲法」（Bates Method）。這在他的著作《裸視》裡有所說明。人們對視力鍛鍊的狂熱，延燒至今。貝茲醫生的大作，初版問世了八十幾年，至今仍然不斷再版。

除了少數例外，科學圈子仍然選擇全然漠視貝茲醫師的成就。因此，貝茲法的擁護者悉屬那些曾經獲益的人。

瑪格麗特・柯貝特（Margaret D. Corbett）就是一個例子。她的丈夫在一九三○年間因貝茲法獲益匪淺。她在洛杉磯開創了眼睛教育學院，用貝茲法來訓練許多人。於一九四九年中，在她的著作《幫你自己得到更好的視力》（*Help yourself to better eyesight*）講述了很多事例，包括她的工作如何對許多人的軍旅生涯產生影響。其中一位青年，因視力缺陷而被空軍多次拒絕，他用貝茲法將視力恢復正常，通過所有的考試，並在緬甸加入飛虎隊。在一次任務當中，被指派為機隊前導飛行員，他擁有返航時擊落十架日本軍機的紀錄。之後，他的成績與軍階都持續攀高，最後成為一名空軍中校。

在一九五五年，克萊拉・海克（Clara Hackett）出版了《放鬆再看，增進視力的每日指南》（*Relax and See, a daily guide to better vision*），這本書的內容，是為了改善各種眼睛疾病，為期約十二週的運動練習。這些疾病包含常見到的問題，譬如：近視、遠視、外加戴雙光眼鏡者的練習、鬥雞眼、色盲、白內障、青光眼和其他嚴重的視力問題。她也涵蓋了一個為盲人設計的逐步練習。

海克小姐自己戴了十九年半的眼鏡，後來在西雅圖教了五年的眼睛訓練，而且在美國「退役軍人權益法」（G.I. Bill of Rights）的訓練單位教導出許多老師。她在一九四九到一九五○年間，在西雅圖大學當訪問學者，並提供視

力鍛鍊的課程。移居紐約後，她在一九五〇年也以無照從事驗光的罪名被逮捕。一九五一年，她面對了大陪審團，只不過幾分鐘的考慮，大陪審團便決定了──視力鍛鍊不是罪行！

古德瑞奇博士在她的著作裡，討論貝茲法名不見經傳的幾個可能原因。她寫道：

……專業人士，受過技術訓練的眼科從業人員……他們被灌輸的觀念是貝茲法是無效的，且應受嘲弄及鄙視。

柯貝特對她在一九四〇到一九五〇年間，訓練的百位老師們諄諄告誡，絕對不要對視力鍛鍊宣傳、演講或發表文章。她兩次被以無照驗光的罪名逮捕後無罪釋放，更是發人深省……

一九七四年，我在舊金山的同事安娜・卡雅（Anna Kaye）太太，因幾十年來默默的傳播貝氏理論，而被臥底探員登門拜訪。她被告知違反了十六條法律……

你現在應該了解，為什麼這些指控，極度欠缺實質的證據。（1986年；第一八四頁～一八五頁）

古德瑞奇的兩本著作，一九八六年的《視力的自然改善》（*Natural Vision Improvement*），及一九九六年的《完美視力的自然途徑》（*Perfect Sight The Natural Way*），還有她在全球的演講及工作坊，都對視力鍛鍊領域有卓越的貢獻。

一九九七年，加州舊金山的湯瑪士・夸肯布希（Thomas Quackenbush）出版了《重新學習如何去看》（*Relearning to See*）。此書也許是迄今有關貝茲

法的所有著作中，最包羅萬象的一本。它最忠實於貝茲的最初衷，大量的引用貝茲的文獻與發表，夸肯布希目前住在荷蘭。

印度的眼科醫生艾嘉瓦（Dr. R.S. Agarwal），對貝茲醫生一九三○年的發現產生濃厚的興趣，並開始積極的在印度龐地切瑞（Pondicherry）傳授貝茲法。多年來，艾嘉瓦醫生在斯里歐若賓督修道院出版，名爲《媽媽印度》（*Mother India*）的月刊中，發表了許多文章，以及發展並整合了傳統的眼科學和貝茲法，其結果寫在《心智、視力及印度醫學的祕密》（*Mind and Vision and Secrets of Indian Medicine*）一書。他在一九七一年又出版了一本暢銷書《完美視力的瑜珈》（*Yoga of perfect eyesight*），此書至今不斷再版，並包含了許多艾嘉瓦醫生如何幫人恢復視力的精采故事。

在英國，貝茲法已經落地生根，且由大英貝氏協會發揚光大。這個療法被記述在彼得‧曼斯菲耳德（Peter Mansfield）一九九七年的《貝茲法》書中。

一九九○年間，以互補療法來處理健康問題成爲顯學。譬如說，針灸已被認爲是有效的療法，而且已涵蓋於許多醫學院的課程裡。

然而，開處方賣藥或是賣儀器的經濟利益，遠比單純鍛鍊眼睛、恢復正常視力來的有利可圖。更誘人的是，建議病患施行屈光雷射手術，其價位可以高達每眼數千美元。

對消費者而言，惠而不費才是王道。希望在這個新千禧年裡，非侵入性的優質療法會被一般民眾留意，並被科學界關切。現在，戴眼鏡的人幾乎佔總人口的六十％；在亞洲，這個比率正迅速逼近八十％。對此，我們應盡快對症下藥。

及早啓動視力鍛鍊的機制，正是維持全民良好視力最簡單的答案。

第 1 章

重拾視力是可能的嗎？

Regaining Your Eyesight-Is It Possible?

多數人認為，面對視力惡化，我們是無能為力的。眾所皆知，人的感官能力會隨著年齡而衰退；視力不過是較早衰退的感官能力之一。

科學家指出，在世界人口的統計數字上，六歲的人擁有清晰的視力。一個由美軍委任，歷經一百多年的近視研究指出，近視盛行率約有六十％。

眼科醫師們在醫學院求學時，對視力鍛鍊簡直是一無所知。他們專注於藥物及手術。確實，手術是解決許多嚴重眼疾之首選；鏡片是醫師普遍建議的矯正措施；若近視度數穩定至少三年未再增加，醫師也會建議做雷射。要謹記在心的是，戴眼鏡對改善近視毫無幫助。摘掉眼鏡，你仍然近視。眼鏡的確可以快速提供解決近視的問題，但它並未對症下藥，根治近視的潛因。

雷射手術此時大爲流行，且被許多眼科醫師大力推薦。把鏡片刻在角膜上，是條改變視力的不歸路。然而所有的雷射手術，都只是削去角膜幾個微米，一個閃失，你將終身抱憾。當有自然療法能重拾視力時，眼睛是我最不願意讓人胡搞瞎搞之處。

視光師被訓練且授證來測量你的眼睛，並開處方指定矯正鏡片的度數。他們所受到的整個訓練都環繞在矯正視力異常，同時銷售眼鏡。因此不難理解，他們對能用簡單的視力鍛鍊來摘掉眼鏡的念頭，自然不太熱中。

行爲視光師是一群相信練習可以減少近視度數加深的人。他們大多能接受視力訓練的想法，在多數情況下，樂於開出低於一○○％矯正度數的鏡片。如果你去看一般的視光師或眼科醫生，並說你想從事視力鍛鍊以摘掉眼鏡，他們大多會非常耐心地告訴你：「很不幸的，這是不可能的，你應該繼續戴眼鏡！」

在歐洲開業的所有視光師中，約只有兩百位屬於行爲視光師協會（美國的眼視光協會〔COVD〕、英國的行爲視光師協會〔BABO〕、澳洲的眼視光行爲學院〔ACBO〕）。行爲視光師又稱「功能視光師」，他們大多專注於弱視、斜視或雙眼協調問題的治療，但對散光、近視和遠視等一般較普通的眼睛問題，至今倒是尚未著墨。

行爲視光師的診療模式通常始於視力檢查，以了解你現行視力狀態。然後，其開出的處方包含低於實際度數的鏡片，以及眼球運動。最近，電腦輔助視力鍛鍊軟體已被研發成功。對此，我仍有所保留。使用電腦正是造成近視的成因之一，而以電腦來解決視力問題，甚爲弔詭。行爲視光師通常有一整套儀器，用以測量及訓練。我的方法則無須使用任何機械設備。你不用購買任何設備或服用任何藥物，更無須支付昂貴的診療費用。你唯一需要做的

是積極的參與及適當的練習。如此，你就能持續看到進步，重拾清晰的視力。

☺ 檢查視力

視光師要為你配上多深度數的鏡片，才能到達完美的20/20，這必須經過兩項檢查。通常，視光師會以儀器取得客觀的眼力讀數。這是一個經過計算得到的平均值，加減半個屈光度的誤差。這部機器檢測的標準視力，是對六公尺遠的物件能有完美而清晰的聚焦。

第二項則是主觀性檢查，讓你試戴好幾種鏡片，以選擇最舒適的一種。這個測驗，通常是在一個燈光暗淡的房間裡進行。然而問題在於，你的眼睛不斷的適應不同的鏡片。這樣很容易得到一個度數過深的處方。你可能有這個經驗——隔天回來試戴新眼鏡時，卻發現它讓眼睛刺痛。這副眼鏡已到過度矯正的地步，造成眼睛聚焦太強。

在一天當中，人類視力的改變，可多達兩個屈光度。假如你每幾個小時就量一次視力，將會發現每次的結果不盡相同。

然而，在開始做視力鍛鍊計劃前，最好先測量度數；這樣就能精確知道自己的視力狀態，以及在眼科醫師儀器上的數值。然後開始啟動你的視力鍛鍊。你可能很快就會感受到進步。這是你在視力上的主觀經驗，通常會領先客觀測量值。你很可能在視力表上，比先前多看四到五行字，但儀器測量的度數卻沒有顯示任何進步。這是因為儀器測量的是眼睛完美的聚焦，而非你能看得更清楚的事實。

幫你自己一個忙，持續認真做滿一個月的練習，才再回去做視力檢查。然而，這段期間你恐怕得把鏡片的度數降低，因為舊的鏡片不再管用，甚至會

讓傷害眼睛。

☺ 面對視光師

配鏡時，有些視光師吝於降低測量所得的度數。如果你的視光師屬於這類，我的建議是換人做看看！

讓視光師先用儀器測量眼睛。順道一提，自動化設備，只能量出初略的估計值。電腦驗光會有半個屈光度的正負誤差（視力表上的一行）。當視光師做完此一測量，他會給你一個一○○％足額的矯正度數。通常這個度數會太過清晰，甚至痛到眼睛。你應要求視光師降低0.5到1個屈光度，然後走到街上去試看這個度數。只在眼鏡行或購物中心裡四處看看是不夠的。你必須試試鏡片在陽光下的狀況，並且透過它看看真實的世界長什麼樣子。

為了要得到最好的結果，眼鏡的度數，應讓你的遠距視力稍微有點柔和。這大約就是20/40的度數。然而，請確保你的度數，最多只能比足矯少1個屈光度；如果超過1個屈光度，眼睛很可能會過於緊繃，而使視力鍛鍊的效果大打折扣！

☺ 瞭解你的度數

對多數人而言，視光師開立的處方，就像天書一般，不知所云！其實，事情比你想像來的輕鬆。首先，左右眼各有一個數值；通常以R代表右眼，L代表左眼。

第一欄指出屈光不正的度數（亦即透露是否有近視及其度數）。此一量測是以屈光度為單位。負號代表近視。譬如說「-2.50D」就表示負2.5個屈光度。在一些國家中，這被稱為250（小數點被省掉了）。如果你是遠視或

老花，數值則是「+1.50D」，或正1.5屈光度。請注意，兩眼視力通常有視差，一眼好過另一眼。

下一欄指出是否有散光，也是以屈光度和散光所在的軸線為標記。舉例來說：「柱鏡片：-0.5軸：85」，應該翻譯為：柱矯正（散光）五十度，座落於八十五度軸線上。請注意散光可以只在一隻眼睛出現。還有，兩隻眼睛的度數和軸線，也可能會不同。

第三欄通常表示偏斜度（Divergence）。斜視度數，通常是用稜鏡柱來矯正。此數值表達稜鏡（Prism）屈光度，且以希臘「△」這個符號來標示稜鏡柱的涵蓋程度。

通常，表格上會有足夠的空間以便視光師註記。有時，他會讓你做近處視力測驗，也可能幫你配雙光鏡片。另一可能他會配給你有好幾處不同度數的

視力 20/20

日期：
姓名：
身分證字號：
鏡片：
附註：
小計：
C/L Consult：

總計：

憑單：
訂金：
尾款：

日期：		姓名：			TIF：	
	球面弧度／屈光度	散光度數	散光軸度	稜鏡	加	鏡片類型
右眼	-2.50	0.50	85°			
左眼	11.50	-0.50	85°			
隱形眼鏡	基弧	大小	度數	藥水		鏡片類型
色彩	塗料	類型	光學中心	留意事項		
鏡框	款式	尺寸	顏色			

多焦點鏡片。眼鏡行推薦的鏡片及鏡框的材質也時常被紀錄下來。

至於那張由檢查視力機器列印出來的紙條上，除了視力外，還有一些重要的數據，可作為配戴隱形眼鏡的參考。

☺ 角膜塑型（OK鏡片）是答案嗎？

裸視看清楚的確是個有威力的訴求，因而許多人絞盡腦汁去模擬此一情境。最極端的方法就是雷射手術，也就是把角膜灼燒變薄，當然這是個不可逆的程序，因為你無法將移除的纖維貼回去，同時也有可能產生其他嚴重的副作用。此際，視光師發現了另一方法，一種可以逆轉的技術。

自一九五○年起隱形眼鏡技術問世，視光師推理出讓角膜改變形狀的方法，視光師牛頓‧衛斯理（Newton Wesley）創造了一個名詞，叫做「角膜塑型」。早期的OK鏡片技術，需要超過好幾個月的修正，且不保證達到預期效果。

往後二十年，這項技術的製造已改進到使用電腦技術來達到透氣效果。這是由眼科醫師理查‧威羅格（Richard Wlodyga）所創新的。起初，OK鏡片僅使用於白天，然而自一九九三年起，夜晚配戴也逐漸流行。

傑生公式（Jessen formula）於一九六○年初期OK鏡片的設計者喬治‧傑生（George Jessen）首度引進，讓追隨者得以推廣，OK鏡片的使用是和近視度數與基弧的選擇成正比。簡單來說，角膜有個平整42屈光度的K值和Rx的負2屈光度，你會配戴基弧40屈光度的鏡片，讓角膜屈度改變，以符合所需要的折射量。

OK鏡片涉及機械化的過程，以塑型角膜成為較平整的弧度，進而改變眼睛的聚焦能力。客製化的硬式隱形眼鏡配戴於夜晚可達此目的。

☺角膜塑型的潛在風險

最初的驗配需由受過專業訓練的視光師來執行，因為錯誤的驗配會造成鏡片置中不準的問題。當鏡片未能妥適驗配時，下方可能出現泡沫。

OK鏡片常見的問題是，很有可能黏在角膜上。醒來時，只能以眼藥水或擠壓眼球的方式將鏡片取出。這個過程經常導致感染，因為很可能會不經意地接觸到眼球內部。在某些情況下，細菌性角膜炎可能會產生。相關文獻並未報導這項病例的感染與擴散情況；然而，在我的經驗中，角膜發炎是個普遍的毛病，尤其是孩童必須自行處理其OK鏡片時。

同時，長戴型OK鏡片患者也可能會產生嚴重的角膜炎。除此之外，隱形眼鏡藥水中可能有防腐劑的風險，即使配戴鏡片時眼睛是閉著的。由於前述所說，OK鏡片黏著於角膜的問題，美國食品及藥物管理局（FDA）僅批准極少數的OK鏡片上市。

數年之前，有十六個學童在配戴OK鏡片後，產生永久性的傷害，因此，香港衛生單位召開記者會，警告大眾有關OK鏡片的風險。

☺OK鏡片多有效？

研究顯示，OK鏡片最多可達到-4.00屈光度的改善，所以此療法僅能適用於中度近視，同時這並不是個永久有效的療法。就像是配戴眼鏡，當你不再戴時，近視就回復到之前的度數。

與雷射手術相比，OK鏡片安全的多，既然沒有手術的涉入，你可將此比喻為穿著馬甲。當你穿著時，看似苗條；然而一旦脫下，頓時原形畢露。家長們常有的誤解是，OK鏡片可預防近視。其實不然，當你停止在夜間配戴OK鏡片時，近視立馬原形畢露。

比起視力鍛鍊自然療法，其本益比顯然不划算，視力鍛鍊不僅提供較永久的效果，且經濟實惠。視力鍛鍊美中不足之處就是，你必須勤於練習以產生顯著的效果。視力鍛鍊是永恆的，OK鏡片是短效、麻煩、累贅且昂貴的；且有可能產生嚴重的副作用。

如果你的孩子已經配戴OK鏡片，就應先停止數日之後，才開始練習。在四十八小時之後，眼睛就會回復到配戴之前的狀態；一星期之後，眼睛基本上會恢復正常。

停止使用OK鏡片後，孩子的眼睛可能會經歷劇變；尤其，當OK鏡片的矯正超過 -2.00到-4.00屈光度時，可能會導致信心危機。前一天，孩子會出現滿大的進步，隔天卻可能回到原點。因此，很重要的是家長要警覺此一現象，並極力專注於孩子所付出的努力。最好是能將這專案安排於長假期的開端，讓孩子有足夠的時間來適應。截至目前為止，大多配戴過OK鏡片的孩子，都對視力鍛鍊能怯除OK鏡片感到開心，並說視力鍛鍊好太多了！

☺ 那麼，藥物治療呢？

多年以來，找尋一種藥物來預防近視已行之有年。阿托品是種麻醉劑，所以能產生一些抑制近視升高的效果，多數學童在點藥後報告說，其近視減低了0.25至0.40屈光度。一般而言，近視每年增加0.50至1.0屈光度是可預期的。所以，統計上阿托品展現了幾乎五十％度數的減低。然而一旦停藥，近視度數似乎立刻反彈並繼續攀升。二〇〇九年，新加坡有一項研究，係由黃東尼（Tong, L., Huang）等人，於每晚為孩童點散瞳劑，長達兩年之久。

每晚為孩童點阿托品的實驗組，其近視惡化的程度為每年-0.33屈光度。有配戴雙光眼鏡的孩子，與阿托品實驗組比較，其近視惡化的程度為-0.41屈光

度。

至於對照組，其近視增加爲-1.19屈光度，「……一旦停藥，近視度數幾乎立馬加倍奉還。」

阿托品療癒有極大的副作用──畏光及閱讀困難。許多醫師認爲，長期點藥極爲不妥。此一療癒方式在台灣甚爲風行，香港與新加坡稍好。在歐洲，此作法被認爲很危險，因爲有導致閉鎖性青光眼（也就是虹膜肌的腫脹）及早發性白內障之疑慮。同時對角膜也有潛在的傷害。

基於阿托品療癒正面效果有限，且未能抑制近視攀升，施用阿托品似乎僅在浪費時間，並有潛在嚴重的風險。同時，在孩子原本正常健康的眼睛點入藥劑，更具嚴重的道德疑慮。

圭艾茲達（J. Gwiazda）於二○○九年，在一堆嚴謹的研究證據顯示，一般而言，大多數點藥療癒，僅有極小且極短暫的效果；相反地，有人會出現極嚴重的副作用。

因此，爲了預防兒童近視，我們需要調整其居住的視覺環境。我們知道，近視是由基因規劃而來。我們也知道，孩童在五歲前都擁有完美的視力。在極多戶外活動場所長大的孩子，一般而言都有良好視力；相反的，學童花費極長時間寫功課的國家，近視的普及率超過八十％。

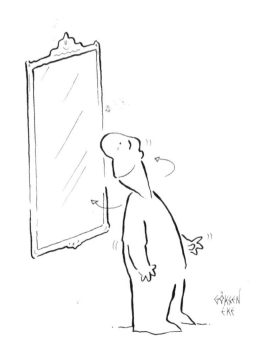

第 2 章

眼睛解剖學

Anatomy of the Eye

　　人類的眼睛是解剖學上的傑作。眼睛的直徑約二點四公分，其功能是連結人類外在和內部世界的介面。生理上，它負責捕捉外部世界的影像，就像攝影機一樣。眼睛和攝影機的確有許多共通點。然而，人眼比迄今任何攝影機都要來得卓越許多。舉例來說，人眼對光線更敏感。在幾乎全黑之處，你能隱約找得到路；在強烈日照的海灘上，你也能應付自如。攝影機想跟人眼相比，不啻小巫見大巫！

☺ 眼睛的肌肉

　　眼睛的外部連結著六條肌肉。這些肌肉成對運作，讓你的眼球能向四面八

方運動。眼睛肌肉獨特的是，能夠精準快速地把眼睛轉向任何你想觀看的方向。眼睛的肌肉也能瞬間調整，讓你有效追蹤在球場上彈來跳去的網球。

眼睛的周圍有四條直肌——在上面的是「上直肌」，負責讓眼睛向上移動；下面那條叫「下直肌」，負責讓眼睛向下看。這對上下直肌焦不離孟，

眼睛的肌肉

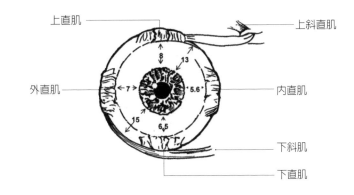

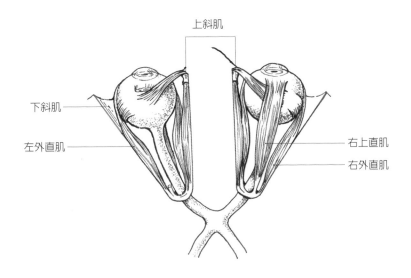

孟不離焦，讓眼睛能以任何角度上下移動。眼睛的橫向運動，則由眼睛兩側的「內直肌」和「外直肌」完成。四條直肌協同運作時，眼睛就能夠全方位轉動。

除此之外，另有一對肌肉連接到眼睛後方。它們能讓雙眼內鬥或向外遠離，因此叫做「斜肌」。斜肌能讓你將視線直指目標，並追蹤其靠近或遠離。在眼睛上方的叫「上斜肌」，以一條長長的肌腱連接到靠近鼻子附近的骨頭上；當你兩眼向內形成鬥雞眼，就是這條肌肉在運作。

你的眼外肌，也與調整聚焦有關。貝茲醫生於一九一五年在他先驅性的研究中指出，斜肌促成對焦的方式，是藉由擠壓眼球，把視網膜移動到影像可被完美對焦之處。他將此功能比喻為相機──當你想照特寫時，會將鏡頭移向前去。人類藉由瞇眼，稍微擠壓眼球來保持影像的聚焦，也是一樣的原理。

這個動作主要由兩條斜肌的運作而達成。近視時，眼睛的後方被永久擠出，導致聚焦困難。遠視則是因為四條直肌拉緊，使得眼球變短。現在讓你對這些變化的量測多些瞭解：眼球每拉長一公厘，約增加三個屈光度的近視。此時你的視力從正常變成只能在三十公分的距離內看得很清楚，大約也就是正常的閱讀距離。生理上的實際改變看似微乎其微，但對視力的後果卻不堪設想。

眼睛內部有兩條圓形的肌肉，一條決定光圈的大小，以及多少光線可進入眼睛；另一條則是圓形的，環繞著水晶體。

☺ 角膜

角膜是眼睛透明的部分，負責眼睛大約七五％的聚焦工作。最大的屈光效

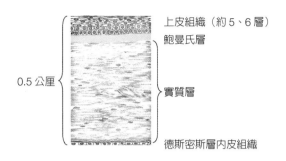

上皮組織（約5、6層）

鮑曼氏層

0.5公厘

實質層

德斯密斯層內皮組織

應，是在空氣跟淚膜之間的介面上完成。這就是雷射屈光手術存在之理由。就算角膜只削薄一點點，對聚焦能力也有很大的影響。

角膜於瞳孔中心處的厚度大約只有零點五公厘，而且有好幾層。最外層的是淚膜；它滋養角膜，同時也是眼睛屈光機制的一部分。你或許已注意到，眨眼可以增進視覺能力。角膜的表面叫做「上皮組織」，是由一層相當硬的細胞所組成的保護層，功能在於保護眼睛免於受損。經常配戴隱形眼鏡，尤其是硬式的，最終會把角膜上皮組織給磨損掉。屆時，隱形眼鏡便戴不上了！

在表皮之下幾層細胞的距離，就是「鮑曼氏層」（Bowman's layer）。這是一層膠原蛋白狀細胞，讓角膜能維持形狀。如果動過侵入性手術，就永遠不會癒合！鮑曼氏層就像襯衫領口的漿燙一般。角膜中最大部分是基質層，這層組織就是雷射手術施行的地方。雷射手術將部分基質層削掉，使得角膜變薄，進而改變眼睛的屈光度。由於角膜中沒有血管，手術後癒合的時間可達六個月之久。除此之外，既然這是一項手術，角膜的弱化是無法避免的。

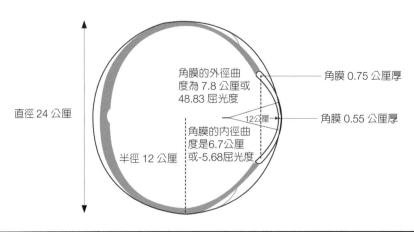

直徑 24 公厘

角膜的外徑曲度為 7.8 公厘或 48.83 屈光度

角膜 0.75 公厘厚

半徑 12 公厘

12公厘

角膜 0.55 公厘厚

角膜的内徑曲度是6.7公厘或-5.68屈光度

眼睛的結構	平均值	範圍
折射率		
空氣	1.0	
角膜	1.376	
角膜上皮	1.337	
前角膜基質	1.401	
後角膜基質	1.380	
房水	1.373	
玻璃體液	1.340	
水晶體	1.336	
中央曲率半徑		
前角膜皮層	7.8 公厘	7.0-8.6 公厘
後角膜皮層	6.7 公厘	
屈光率		
前角膜皮層	49.50 屈光度	39-48 屈光度
後角膜皮層	-6.99 屈光度	
淨角膜力	43.50 屈光度	
淨水晶體力	20.00 屈光度	
眼睛總力	63.50 屈光度	
厚度		
中央角膜	0.56 公厘	
周邊角膜	1.20 公厘	
角膜上皮	0.06 公厘	56-60 微米

☺ 眼睛光學的種種面相

此節專為對視光學種種科學面相感到興趣的人而設。雖然眼睛小顆，但角膜和水晶體的屈光能力竟有如此大的差別，實在令人驚豔！

☺ 水晶體

縱然角膜是眼睛視物的主角，水晶體仍扮演了視覺系統中重要的角色。水晶體直徑長約一公分，由完全透明的蛋白質細胞組成，光線因而得以透通。

水晶體是由被稱為「水晶體懸韌帶」的極小纖維懸空掛著。由於含水量高，水晶體極富彈性。拉緊懸韌帶，會改變其形狀。當睫狀肌的環狀肌肉放鬆，懸韌帶拉緊，水晶體會變得扁平，意味著較低的聚焦能力。相反地，當睫狀肌收縮，懸韌帶則會放鬆；此時，水晶體會凸出，因而增加聚焦能力。當睫狀肌放鬆時，我們就說眼睛已經調節了。

視力檢查時，常會以阿托品來麻痺睫狀肌。其基本原理是讓睫狀肌停止運作，就會得到所謂「真實」的視力狀態。有些視光師認定，這是唯一成立的測試。同理可證，你可能會好奇，量身高時，為何不先將脊椎麻痺，就能把

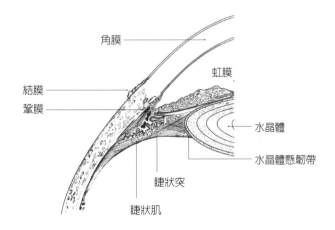

身高拉得更長!?

水晶體的晶狀細胞終生不變，但卻會像洋蔥一樣，每年長出新的一層。在二十歲到八十歲之間，厚度會增加一倍。水晶體沒有血管，只能由睫狀體不斷分泌的房水獲得養分。維他命C是水晶體最重要的營養補充品。在整個人體裡，水晶體是維他命C含量最高的地方。自由基造成的氧化損害，讓水晶體中的晶狀細胞變混濁，就是所謂的「白內障」。既然水晶體只是視覺系統的一小部分，即使它被手術切除了，你還是看得到。這樣，大約會造成視力十％的損失（亦即視力表上的兩行）；即使喪失了水晶體，你還是可以合法開車，只要視力高於20/40。

光敏度

眼睛對於影像的解析度和感光度，有著互相抵換的關係，這與視桿細胞、視錐細胞連接視網膜後受體的方式有莫大關係。
視桿細胞會集結有關空間的訊息，給眼睛很高的感光度，但很低的解析度，造物主以很多平行的視桿細胞進入到單一的神經纖維（神經節細胞）達到此作用。我們在黑暗中看東西時，就需要大量空間訊息了。至於視錐細胞，則負責提高影像的解析度，和寬廣的感光度。
神經節細胞要吸收十量子的光才會發出訊號，而且光線在一段時間內必須持續出現，否則就會消失。

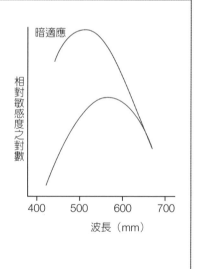

☺ 視網膜

視網膜由感光細胞構成，是眼球後方一層薄如紙張的組織。如果視網膜受損，就會永久失去視力。最嚴重的視網問題，是黃斑病變和糖尿病型的視網膜病變，兩者都來自於視網膜退化。另一個問題是視網膜剝離，患者通常有著高度近視。

☺ 感光細胞

你的眼睛裡有兩種感光細胞，一種是視桿細胞，它會在光線暗淡的情況下發揮作用，這亦稱爲「暗視覺」。另一種是視錐細胞，它會令影像分明，並讓你感知到色覺。

視桿細胞數目繁多，約有一百二十萬個。它們對於暗黑環境和動作非常敏感，但不會接收到顏色，視力也只有20/200。想要影像清晰、看到顏色，就有賴視錐細胞，它們主要聚集在中心窩，位於虹膜和其他視覺組成部分的後方，它所提供的視力稱爲「明視覺」。

視錐細胞有三種類型及每個敏感光頻率的特定範圍，分別是紅光敏色素感應長波紅光、綠光敏色素感應中波綠光、和藍光敏色素感應短波藍光。紅、綠、藍三原色能混合出各種你能想像到的顏色。因此只要能辨認三原色，你就能看到光譜內的所有顏色。

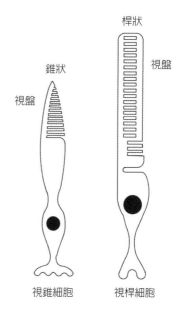

桿狀

視盤

錐狀

視盤

視錐細胞　　視桿細胞

每隻眼睛約有六百萬個視錐細胞，細胞最密集的地方是視網膜中心窩。然而視椎細胞遍佈視網膜周邊，只有四％出現在中心窩。最有趣的是，中心窩裡沒有藍光敏色素，它們最密集的地方反而是中心窩外圍。因此，如果眼睛正前方有些很微小的藍色物體，你是看不見的。

　　視桿細胞含有一種感光色素，稱為「視紫紅質」。跟據外型來命名的視桿細胞，是由約一千個很微小的視盤組成，每個視盤有近一萬個視紫紅質分子，每個分子會捕捉一個光子。視紫紅質分子數目龐大，因此能捕捉到大量光線。當光線落在視桿細胞上，視紫紅質就會變淡。而一個量子的光，就足以令視紫紅質分子變白。事實上，眼睛在暗黑環境中的光譜敏感度，正好符合視紫紅質的特性。

☺ 黃斑部

　　視網膜的中央部分稱為「黃斑部」，在角膜和水晶體後方。黃斑部的正中

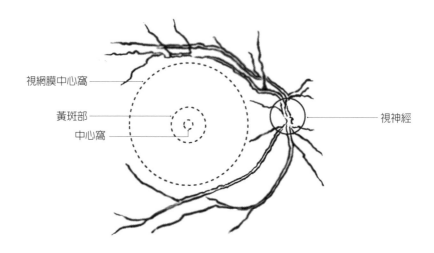

視網膜中心窩

黃斑部

中心窩

視神經

央稱為「中心窩」，於此處視力及色覺都非常清晰。中心窩的光受體每平方毫米有約十五萬個感光的視錐細胞，是密度最高的部分。這些細胞也連接著很大範圍的視覺皮層，讓你看得一清二楚。

黃斑部表面是一層黃色素，由葉黃素和玉米黃素這兩種類胡蘿蔔素組成。傳統上，大家認為這種黃色素能過濾藍光，從而加強視覺解析度。但今天人們已把這種過濾作用視作對抗藍光損害的一種保護，並間接抑制自由基氧化。此外，玉米黃素的分佈，似乎跟視錐細胞的分佈是一致的。

上述這些元素可從深綠色蔬菜、黃色及紅色水果中攝取。紅蘿蔔能提供最多 β 胡蘿蔔素，番茄則會提供茄紅素；橙色甜椒和甜玉米等蔬果含有豐富的玉米黃素，其他蔬果如椰菜、菠菜、西洋菜等，則含有大量葉黃素和 β 胡蘿蔔素。

患有黃斑部病變者，可以使用葉黃素舌下噴劑，這是最有效抑制黃斑部被持續侵蝕的方法之一。

第 3 章

健康的眼睛

Healthy Eyes

　　眼睛不只是靈魂之窗，亦是身體健康、情緒、智商以及生命能量的總指標。運動是促成整體健康的重要因素之一。眾所皆知，一個態度積極，勤於鍛鍊的人，健康情況很容易保持顛峰狀態。健身和運動是促成身體健康的主要活動。

　　古訓「吃什麼，是什麼」洵不誣也！嚴格而言，營養學並非視力鍛鍊的一部分。但是上述訊息重要到不容忽視。我個人並不相信世上會有一帖下肚，馬上變成火眼金睛的仙丹。然而，健康的營養的確是良好視力的一項主要原因。要促成良好視力，就要創造一個情境，確保所需的營養都能唾手可得！

☺ 要怎麼吃才能讓眼睛達到巔峰狀態？

影響眼睛的營養補充品有兩種，其一為維他命C。水晶體、水樣液及玻璃體液中的維他命C含量，高於身體其他部分七倍之多。維他命C是一種重要的抗氧化劑，用以對抗自由基造成的氧化損傷。眼睛的感光作用過程中，會啟動一種連鎖反應，不斷產生自由基，最後造成白內障。如果不動手術把水晶體移除，白內障最終會導致失明。

眼睛所需的另一重要營養補充品是維他命A，是把光轉換成視神經傳導所需的能量，維他命A不足會直接導致夜盲。另外兩種 β 胡蘿蔔素的營養補充品，則對眼睛黃斑部視力絕對清晰處的正常運作，非常重要。葉黃素和玉米黃素供應眼內黃斑部上面的黃色外層，以保護光敏細胞，免於受到藍光的損害。

至於黃斑部退化，亦即黃斑部病變，是光敏細胞受到損害，最終結果則是永久失明。越來越多研究發現，營養及消化不良，都會促成黃斑部病變。過去，它只困擾老人；不幸地，黃斑部病變的年齡階層逐漸下滑。此際，避免與治療黃斑部病變的最好方法，就是特定的營養補充品，其中最為有效的就是使用噴灑在舌下的葉黃素。

☺ 我要如何維持視力最佳健康？

我並不認為營養補充品，數大便是美。我更在乎的議題，是如何維護身體天生的自然能力，以消化並合成來自普通食物的營養，為身體所用。

今天，大多人採買食用所謂的生態食品。超市裡那些玉潤珠圓的番茄，多半是在青黃未熟時，就被揠苗助長地採收了；在運送途中，更以人工方式催熟。此外，番茄樹也被精巧改造，種植出厚皮巨果，讓顧客養眼的漂亮番

茄。這些很可能已犧牲了番茄的營養價值。

只要曾經吃過直接由藤枝上摘下的成熟番茄，就會知道天壤地別的差異。幾年前，我在墨西哥的路上，沿著一片橘子林開車前進。我們稍停片刻，買了一袋「在樹就熟」（在欉紅）的橘子，結果榨出來的橘汁，真是好喝到不行，就如同上了天堂！而且它含豐富天然維他命C──天然ㄟ尚好！最好產地和市場是同一個國家。尤其當農場就在附近，那就更好了。

另一方面，雖然專家極力推崇，我也覺得不錯吃，但仍無法想像天天大啖菠菜的日子。這時候，解決的方法就是營養補充品。望文生義，維他命和礦物質這些營養補充品，旨在補充營養，不能取代食物！

營養學是個很讓人困惑的主題，每幾個月就改變流行風向一次。飲食純粹主義者堅持完全生食，他們認為攝氏六十度的溫度就會破壞蔬菜裡大部分的養分。我雖然喜歡吃沙拉，但是完全依賴生食，對多數人可是一大挑戰！執兩用中之道，就是養成習慣，儘量多吃深綠色及橘色的蔬菜沙拉。如果是喝蔬菜汁，那身體的吸收會更好。

以下的清單，是健康的眼睛所需的營養物質。在正常飲食中，記得攝取這些維他命和礦物質；然而，上天賦予的才是最好的！

● 維他命A

這是自然視力不可或缺的。暴露在光線、熱度、閃動的螢光以及電腦和電視螢幕之下，都會消耗維他命A。香菸裡的尼古丁，以及酒精，也都會消耗維他命A。

β胡蘿蔔素儲存於肝臟之中，在需要的時候，就會轉換成維他命A。攝取β胡蘿蔔素比較安全，因為沒有攝取量的限制。對於維他命A，每天不要超

過10,000 IU（國際單位）。胡蘿蔔素群的營養補充品，推薦攝取量則是5,000到25,000 IU。

最好的β胡蘿蔔素來源，就是胡蘿蔔，尤其是新鮮的胡蘿蔔汁。黃色和綠色蔬果裡也有。

有另外兩個對眼睛很重要的複方胡蘿蔔素，一個是葉黃素，一個是玉米黃素。葉黃素是覆蓋在黃斑部外層的黃色素。現階段普遍認為，它可以對抗藍光的傷害。玉米黃素最常見於中心窩，也就是視力最清楚的地方。

葉黃素來自於包心菜、菠菜和西洋菜一類的蔬菜。建議攝取量為六到二十毫克。玉米黃素可從橘色彩椒、黃色玉黍蜀，和蛋黃中攝取。建議攝取量為九十毫克，並與葉黃素配合使用。

● **維他命B群**

維他命B群最好同步攝取，因為它們必須達到平衡才能被身體吸收。壓力存在時，維他命B群最容易耗損。

1. **維他命B1（硫胺）**

   維他命B1，保持眼部肌肉運作。通常，存於早餐麥片中，也存在於全麥食品、蛋黃、豆漿和牛奶中。建議攝取量為十到五十毫克。

2. **維他命B2（核黃素）**

   維他命B2，輔助眼睛適應亮光的能力；它也影響水晶體裡養分的循環。B2不足，會引起長期的眼睛疲累、眼睛灼熱、以及曙光時分看不清楚。白內障病患缺乏維他命B2。它存於杏仁、啤酒酵母、牛奶和黃豆之中。建議攝取量為十五到五十毫克。

3. **維他命B6（鹽酸比多辛）**

維他命B6，對情緒的平衡很重要。它存於香蕉、啤酒酵母、糙米、胡蘿蔔、雞肉、蛋、魚、和全麥穀類食品之中。建議攝取量爲五十到一百毫克；避免每天攝取超過三百毫克。

4.維他命B12（氰鈷維生素）

白內障和青光眼病患，其維他命B12都普遍欠缺。這種維他命存於蛤蜊、魚、蛋、乳製品和海洋蔬菜之中。建議攝取量爲二百到四百毫克。維他命B的來源是深綠色蔬菜、啤酒酵母、蛋、堅果和種子。

● 維他命C（抗壞血酸）

維他命C，對水晶體的保健是很重要的。水晶體裡的維他命C含量，是身體其他部位的七倍以上。它是一種重要的抗氧化物，用來對抗自由基所造成的氧化損害。請注意，抽菸會快速的消耗維他命C，是引起白內障的主因。要完全有效，維他命C的營養補充品必須含有生物類黃酮。生物類黃酮存在於無核葡萄乾、葡萄，和蔓越莓之中。建議攝取量爲每天二百到五百毫克。維他命C的天然來源是柑橘類水果，像是檸檬、萊姆、橘子、各種瓜類和番茄。

● 維他命D

維他命D控制鈣含量的多寡，存在於鱈魚肝油、脂肪豐厚的魚類和蛋黃之中，也常常被加在牛奶裡面。

● 維他命E（維他命E醋酸酯）

維他命E讓血液把所需的氧氣和養分帶到身體各部位，包括眼睛。維他命E

對維持眼睛肌肉和水晶體的彈性，也相當重要。它存於小麥胚芽、杏仁，和其他堅果之中，還有冷壓油。請避免服用人工合成的維他命E。一般來說，從你所攝取的食物和綜合營養補充品中，就能得到所需的維他命。

● **鈣**

好幾項研究發現，大量的鈣對近視、視網膜剝離和青光眼，都有正面的影響。看來，鈣會促使眼內液體脫水，使眼球變短。汽水中的糖份，似乎是引起近視的原因之一。當鈣存在時，眼球的形狀就會恢復正常。鈣存在於牛奶、多葉綠色植物、以及沙丁魚之中。鈣應該配合鎂來使用，因為鎂對酵素的活化和能量很重要。

第 4 章

視 敏 度

Visual Acuity

雖然20/20（距視力表二十英呎處，可看清正常人二十英呎應該看到的字，即視力1.0）這個讀數普遍代表正常視力，但其實大多數視力良好的人，看的比20/20還要好，因為這個數字實際上是良好視力的上限。艾略特（Elliot）和同僚在一九九五年做的研究顯示，

依年齡之正常視敏度
艾略特等人，一九九六年

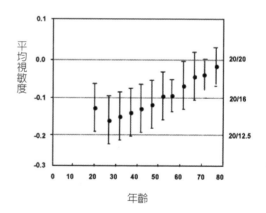

二十五歲的人可以有約20/14的視敏度，而七十五歲人士的視敏度也可比20/20更好一些。很多人應該都會對此覺得驚訝，因為人們一般都相信，視力從孩童時期開始就會逐步減退。

☺ 察看視敏度的細微變化

當你想要偵測視力微小的改變時，每個能被辨識出來的字母都有貢獻。貝利（Baily）和其同事於一九九一年從事之研究顯示，擁有正常視力者，能在視力表上正確辨識的字±5個字母，就有九五％的信賴度。若視敏度得分低於九五％信賴度，亦即行數±2，因為信賴度區間為九五％差異下的±1；也就表示視敏度必須改變一到兩行。臨床醫師能決定是否有任何改變。因此，以字母來測試是個較為精準的量測方法。

● 小數點視敏度

若你的小數點視敏度是1.0，這表示你能在六公尺外看到八點七公厘高的字母。字母越大，視敏度的數值越小。如果視敏度是1.0的一半，你就只能看到兩倍大的字母，也就是說，視敏度為0.5的人，能看到的最小字母有十七點四五公厘高。

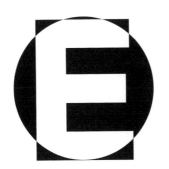

20/20字體E，意味著中心窩有絕對清楚的視力。

字高	百分比視敏度	小數點視敏度	公制	英制史奈倫
4.4mm	200%	2.0	6/3	20/10
6.5mm	133%	1.33	6/4.5	20/15
8.7mm	**100%**	**1.0**	**6/6**	**20/20**
13.1mm	67%	0.67	6/7.5	20/30
17.5mm	50%	0.5	6/12	20/40
21.8mm	40%	0.4	6/15	20/50
43.5mm	20%	0.2	6/30	20/100
87.3mm	10%	0.1	6/60	20/200
174.5mm	5%	0.05	6/120	20/400

　　小數點視敏度圖表的計算法則如下：某個字母的高度可以對應到簡單公式──字母高度=8.726公厘/小數點視敏度，或者小數點視敏度=8.726公厘/字母高度。

　　這種小數點記錄法，一般用於對比視敏度與其他變數。

● 百分比視敏度

　　把小數點視敏度乘以100就是百分比視敏度。因而，小數點視敏度是1.0，其百分比表示就是一○○％。百分比視敏度的數值聽上去很嚇人，可能會有點誤導了你。比方說，若你只能看到視力表上最高的一個E字，他們會說你只有五％的視力，乍聽此事，你會以為自己快要瞎掉了！

● 史奈倫視敏度

　　目前廣泛流行的視力表測試系統，是荷蘭的史奈倫（Snellen）醫生於一八六二年設計的。它的理論植基於今天我們所稱的「史奈倫分數值」（Snellen fraction），計法如下：

史奈倫分數值＝被要求指出能辨識到的最小那一行

史奈倫視敏度可用公制或英制單位表示。第一個數字代表測試距離，通常是六公尺或二十英呎；第二個數字代表視力正常的人在多遠的距離能看到這一行字。因此，20/40的讀數代表著視力正常的人能在四十英呎開外看到這一行字，你卻得走近二十英呎才能看到，換句話說，這樣的視敏度正常視力的一半。法律規定，駕駛人的視敏度低於20/40或6/12，就必須戴眼鏡或佐以其他矯正方式才能開車。

●照明度與對比度

視敏度測試的標準照明度最低為十英呎朗伯（Foot lamberts）。若你在白天身處有窗的房間內，照明度大概是四十到五十英呎朗伯。如果陽光普照，房間的窗戶很大，照明度可高達一百英呎朗伯。照明度增加並不會改善視力，可是一旦減低卻會大大影響視敏度。若你試過在燈光昏暗的餐廳裡看菜單，大概就會明白這一點。

對比度亦為一重要因素。若視像的對比度低於九○％，視敏度就會受損。白底黑字的對比度為一○○％，灰底灰字的對比度為○％，後者的字是肉眼所無法辨識。測試對比度時，專用的視力表會展示不同灰階的底色和文字。

●近距視敏度

近距視敏度也稱為「閱讀視力」。近距視敏度測試表與一般視力表的設計原理相同。此段文字以十號字體來印刷，這種大小的字體在多數的照明環境

下，一般都可讓人舒適閱讀。在日光之下，正常肉眼應能讀到三號大小的字體，以下故事即以三號字體印刷。

醫生：早安，亞伯特，今天有什麼毛病嗎？

病人：找照鏡的時候，看到自己面頰凹陷，臉上長滿紅點，而且頭髮很稀薄，找怎麼會這樣難看？

醫生：亞伯特，我不知道──但你的視力絕佳。

閱讀視力深受光線的品質影響，讀書時最好採用日光。然而，日光燈則是最糟糕的光線。試試在不同種類的光線情境下，閱讀剛剛那篇小故事，就會瞭解有何差異。

老花會影響閱讀視力，因為你的近距焦點飄遠了。視力鍛鍊對老花十分有效，尤其剛剛開始察覺難於閱讀，或讀書時發現手臂長太短，以致不能舒適閱讀，就應啟動練習。

☺ 夜視

我們在晚上完全依靠高度感光的視桿細胞，它們大約需要三十五分鐘才能完全適應黑暗。身處黑暗後約三十分鐘，眼睛的感光度會比原先強了十萬倍。晚上點燃香菸，數公里以外也能看見。軍隊動悉此點，因而戰時往往要求環境確保烏漆麻黑。

隨著黃昏入夜時，在白天主宰感光的視錐細胞，會把責任交班給視桿細胞，讓眼睛在黑暗環境下看到東西。然而時至今日，我們已很少接觸到全黑情境，現代城市全都有路燈，因此眼睛也很少會完全轉移至夜視狀態。

你可曾有半夜醒來，好奇著不知從哪冒出來光線的經驗？多半你會知道這是錄影機的電子時間顯示照亮了房間。憑著如此微弱光線就能看到東西，這

正能說明夜視能力是很強的。

　　研究顯示，夜視能力與維他命A直接連結。如果你難於駕駛，不妨嘗試每天服用五千至一萬國際單位的維他命A。

☺ 對比

　　對比是指物件與背景顏色強度的差別。令人驚訝的是，原來肉眼辨識對比度的能力跟照明度無關，無論在昏暗的室內或是明亮的戶外，一件白底黑字衣服的對比度其實分別不大，但感光度則會有別。在對比上的一致性是從敏感度的喪失而換來的。你閱讀的時候大概也會察覺到，在任何亮度的燈光下，黑白對比始終如一，但燈光昏暗時看細小字體較為困難。

　　視覺系統會找出焦點的物品和背景之間的對比，這某種程度上也跟雙眼的聚焦有關。光線較弱時，視野的景深讓你所能看清楚的部位，變得小多了。這現象在攝影界早已為人所熟知。如果相機光圈增大，背景就會變得朦朧，讓焦點物件更突出；人像攝影師也經常使用這種技巧，以強調臉部特寫。

　　為了維持在弱光下的視力，不妨試試在昏暗的環境下閱讀細小字體。我知道你媽媽一定會叫你別在暗淡的燈光下看書，她是對的，你的確不應躲在被窩裡用筆燈看小說。然而，嘗試在不同光線下看小字，其實是維持視力的好

  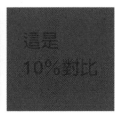

這是2%對比　　　這是5%對比　　　這是10%對比　　　這是100%對比

方法。當你經驗過後會察覺到，即使在不同燈光下閱讀能力仍然有別，縱然你看一段文字的能力有所不同，對比度其實是不變的。

●雷射手術後對比感的喪失

雷射手術的後遺症是喪失對比感。很多人手術後，都發覺自己看不到背光物件的細節。他們眼中看到的，就像一幅日落時分拍的照片，要麼人像太黑，要麼夕陽過度曝光，通常攝影師需要額外打光才能解決此一問題。

開車時你經常遇到這樣的情形，你的對比感被喚醒，比方說，你的車子前面有一輛貨車，隔道又有車子迎面駛來，這時你的對比感就會發揮功用。你不僅能看到兩線之間的單車，也能看到前面貨車的輪廓。然而進行雷射手術前，沒人會告訴你，手術後你可能會喪失在昏暗光線下的對比感。鮮有人知，其實很多人在進行雷射手術後，就不能在晚上開車。因此，美國和加拿大都已準備立法，禁止那些接受過雷射矯正手術的人在晚間駕駛。

在德國，人們考取駕照時必須通過對比感測試。很多做過雷射矯正手術的人都當掉，因而考不到駕照。

☺ 何謂屈光度？

鏡片的強度以焦距的屈光度來計算。若你的清晰視距是二十公分，那就需要5個屈光度的鏡片來矯正視力。屈光度的計算方法公式如下：

$$\frac{1}{\text{以公分為單位的清晰區遠點距離}} \times 100 = \text{屈光度}$$

你雙眼能清晰看到的最遠距離，可以透過以上公式換算成屈光度。以下是個例子。

假設你的清晰視距是二十公分，其計算方法如下：

1除以20=0.05，把這個數值再乘以100，得出的結果是5個屈光度。

使用第一〇三頁所描述的繩索，你就能精確計算出你鏡片所需要的屈光度處方。

正鏡片和負鏡片

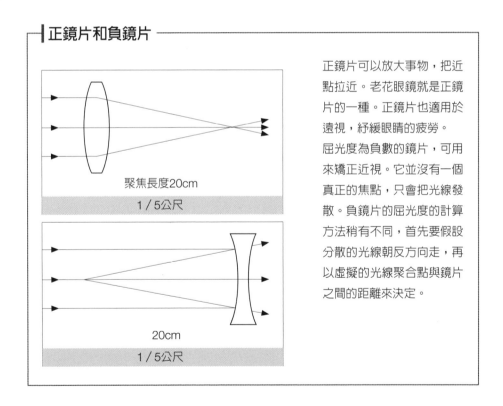

聚焦長度20cm

1／5公尺

20cm

1／5公尺

正鏡片可以放大事物，把近點拉近。老花眼鏡就是正鏡片的一種。正鏡片也適用於遠視，紓緩眼睛的疲勞。屈光度為負數的鏡片，可用來矯正近視。它並沒有一個真正的焦點，只會把光線發散。負鏡片的屈光度的計算方法稍有不同，首先要假設分散的光線朝反方向走，再以虛擬的光線聚合點與鏡片之間的距離來決定。

第 5 章

視力的心智觀點

Vision: The Mind Side

　　視覺多半產生於頭腦，在閱讀過程中，「看」這個生理因素只佔十％。眼睛的屈光結構，包括視網膜、水晶體和房水，其綜合作用才能將圖像清晰地呈現在你的視網膜上。這與相機的結構非常相似，你的眼球就如同相機的光學部分，而視網膜則是底片。

　　光線投射到視網膜後，會轉換爲神經能量。視網膜是產生視覺的主角，大腦透過三種感光細胞獲得顏色感知，就如同彩色底片一樣。視網膜有三層，分別對三原色敏感。視網膜內存在有紅、綠、藍感光視錐細胞，黃是紅與綠的融合。錄影機和電視機都運用相似的減色法規律來成像。

　　圖像資訊透過構成視神經的大量神經纖維，轉化爲神經刺激，傳導到大

腦中部的膝狀體。該處也有向外分叉的輸出神經。大腦內有三分之二的結構都會協助產生視覺，有很多部分都能接收圖像資訊的傳入。例如，腦袋中有一個部位，負責辨識形狀，另一處辨別顏色；還有一部分可分辨物體所在之處。眼睛的周邊視野對動作特別敏感，史前時代的人類生活在荒野中，須能察覺突如其來的危險；現代，我們則運用此一能力，在繁雜的交通與擁擠的人潮間順利導航。

視力鍛鍊包含生理、精神和心理三個面向。生理部分包括透過特定的訓練，放鬆眼部肌肉，並影響眼球形狀。這就等同於將水晶體前後移動，讓圖像清晰呈

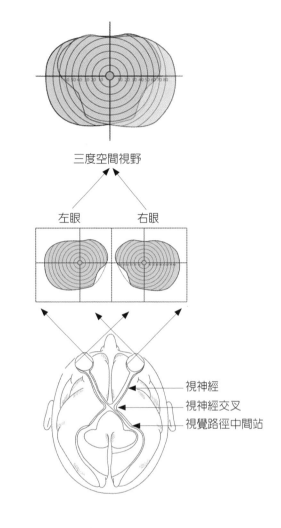

三度空間視野

左眼　　　右眼

視神經
視神經交叉
視覺路徑中間站

現。視覺是個持續動態調節的過程，使物品維持於焦點範圍內。眼睛的功能，強過現代任何攝影機。視力正常的人，前一秒能在非常近的距離視物，後一秒又能望遠凝視。此時影像總是聚焦且極端清晰，但任何V8卻不能一刀不剪地進行這種轉變。

☺ 這世界多美好！

五官可讓人完整感知外部世界，其中以視覺最為重要，因為它是連接外界環境與內部世界之間的橋樑。你工作時，無時無刻都運用到視覺——「視」察、「認」路、「見」客等等，失去視覺並不等同於完全喪失功能，但的確會嚴重影響社交。

對某些人而言，視覺是最重要的感官，他們崇尚眼見為憑，事物必須出現於眼前，他們才能學習和瞭解。世上多數人都以視覺為主要感知方式，但也有些人很重視聽覺，會透過互相討論的方式學習知識，而這也正是高等學院教育的主流。對多數人而言，聽覺是個重要的感官輸入。剩下的那群人，則需親身體會，才能澈悟。優秀工匠會在工作中運用良好的觸覺，其觸覺於工具操作時尤其敏銳。

有時感官之間相互聯結，導致某種感覺的訊息傳入，引起其他感覺的出現。比方說，新鮮出爐的麵包、剛修剪過的草坪，可以激發某些人的兒時記憶；有時母親或祖母身上的香水味，也可以引起美好的回憶。此外，味覺也可激發起回憶。很多人在喜歡的餐廳常點相同的菜式，就是因為熟悉的味道可以勾起過去的美好回憶。

某些特定的地點也可以勾起回憶或感受，譬如以前上學的地方，注定會激發回憶。六○年代我曾在哥本哈根居住，二十年後重返那兒，覺得所有東西都比我記憶中來的小。經歷和體驗似乎也會留駐於某些特定地點。如果你曾經在某處留下痛苦的經歷，你一定不會選擇重訪。又如果你對一個人的第一印象不佳，以後你對他大概都會有偏見。外觀是非常重要，所以名廚會把菜餚做得色香味俱全。

注重外表是時尚發展的原始推動力，所以即使沒有實際理由，我們每年都

要添購行頭，而我們也無法解釋為何不再喜歡某種顏色。潮流總是不斷輪迴，時光流逝，過時的款式也可能重新流行。鞋子式樣從圓頭、方頭再到露趾，織品的花樣從斑點、條紋、花色再到幾何圖形，不斷變更。

外表是別人對你的第一印象，如果你身材高挑、衣著得體、長相年輕，很容易就會得到理想工作，因此每個人的儀表都很重要！

設計師的工作就是設計出符合悅目、得體及合時的服裝。本書在出版前也經歷過不同階段的審核，要選擇合適簡潔的字體和版面，插圖要設計得賞心悅目，還需要花大量心思在書名和封面設計上。多半讀者在買書時，會先被書名及外觀所吸引。畢竟，視覺是我們所擁有的最重要感官！

☺ 你的注意力集中在哪裡？

你的視力會直接被注意力引導，你是好奇寶寶嗎？或者你對閱讀較有興趣，只關心自己的事？如果你想重拾視力，就要將注意力投向外在的環境。能量會跟隨思緒，若你認為你看不到，你的注意力就無法投射到遠處。

古代希臘人認為，意志力薄弱是近視的成因，因此，缺乏向遠方探索的能量。要恢復視力，你就要持續地將注意力不斷擴展到整個宇宙。我花了很多時間才明白一個真理——我見青山多嫵媚，料青山見我應如是——世界回應我們多少，與我們向世界投入了多少注意力成正比；付出了能量，就會得到所需的資訊。譬如說，你想知道時間，就會仰望鐘樓，把注意力投到鐘樓上，而回饋的資訊正是你所希望看到的，也就是時間。

☺ 感覺統合練習

這個訓練的目的是讓你瞭解自己最敏感的知覺系統，包括視覺、聽覺和觸

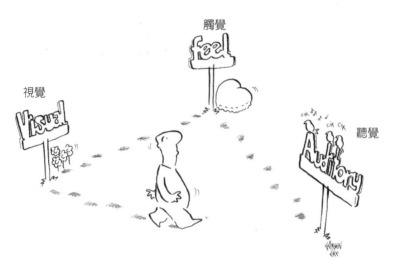

覺，而這個體驗也能讓你更加瞭解視覺系統如何運作。進行這項練習不用戴眼鏡，如果有個朋友幫忙引導你成為探測者，練習就會變得更容易些。

在地板上標記三個點，形成一個正三角形，每個支點分別代表對應的一個感官系統——視覺、聽覺和觸覺。確保代表「視覺」點，處於最佳視野的位置。如果可能，不妨在室外進行這個訓練。

讓探測者跨入「聽覺」點所在的位置（三者的順序並不重要）。

現在開始，盡可能逐漸提高你對周遭聲音的關注。讓自己對音質越來越敏感。你可能會識別到一些之前根本沒注意到的聲音。同時留意聲音打哪來，有些是很近的，如同我的聲音，有些聽來十分空遠。

準備好時，請非常、非常……緩慢地……移動。以微細步伐，逐漸移出「聽覺」點，非常、非常……逐步地……靠近「視覺」點。在你逐步從「聽覺」點漸漸的移動到越來越靠近「視覺」點時，請注意兩點間移動過程中的細微變化。

現在你已站在「視覺」點。注意顏色在光影之間不同顏色的陰影與對比

度。讓自己體悟一下周邊靠近的東西，然後留意中距離的事物，再之後是遠距離的事物。讓眼睛四處漂移，視線在東西上跳來跳去，充分享受目光移動的自由。

我們來體驗一下，能學到些什麼。找出你看得最清楚的一點或一個物體，將雙眼聚焦到這一點上，不再移動。持續盯住這一點，不准眨眼，直到你感受到眼前所看事物產生某些變化。同時，你視覺的清晰度和視野有什麼不同？

花點時間去體驗這感覺。多數人會發現，長時間凝視某一物體時，視覺清晰度會降低，視野會縮小，變得黯淡，而且很想要去轉動眼睛，四下張望。

現在讓我們來點新花樣——找出一樣你大致能看清楚的物體，它可以是先前看到的那個，或者是新的。首先，用力地聚焦在該物體上，然後再溫柔地看它一次。你會注意到，越是努力地注視，你能看到的其他物體就越少，換句話說，你的視野縮小了。

現在不要用力，輕鬆的盯看同一物品，並同時開始觀照呼吸。讓你的視覺聚焦鬆弛……擴展……再鬆弛……再擴展……持續的軟化和放鬆，直到你能輕鬆、自然地不只看到物品，也能看到它周邊的其他事物。請注意到你的視野是如何逐步拓展，直到視野內的每件事物都能輕鬆又自然的聚焦。現在你所看到的一切事物都同等重要，而且你持續不斷的移動雙眼，輕輕地、柔和地、自然地向各處移動。

你知道如何將注意力集中於特定微小細節，同時仍能顧全大局嗎？你知道可以同時做到嗎？先挑選一個物體，緊緊盯住，然後讓焦點柔和下來，並讓周圍的事物映入眼簾。持續移動雙眼，它們喜歡輕鬆地、柔和地、自然地四處漫遊。

現在開始緩緩地從「視覺」點移動到「觸覺」點上。注意當你開始移動時的精緻變化，在「視覺」點到「觸覺」點的半途中，慢慢的關照所有的細微變化，持續留意並向「觸覺」點移動。

現在站在「觸覺」點上，感受你腳下的土地，感覺溫度，感覺圍繞在你周圍空氣的流動，感覺你呼吸的節奏，緩緩地吐納，完全地感受自己的存在，感受你擁有的感覺，充分地接觸你自己和周圍的環境，這一切也是輕鬆、柔和、自然的。

當你準備好後，請慢慢朝向「聽覺」點移動，並且體會移動過程中的微小變化。是哪些改變讓你知道你已準備通過中間點，並向「聽覺」點越來越靠近？現在你已回到了「聽覺」點了。

走出三角形的範圍，分享你的體會和發現。喜歡的話，你可以四處走動，然後重新進行上述練習。

接著，請回答以下問題：

聽音樂時，你大概會處於三角形上哪個位置？

看電影或參觀藝廊時，你大概會在哪個位置？

收聽電台的談話性節目，或是研討會講者說話時，你又會在三角形上哪個位置？

有趣的來囉！當你對於某些事情有強烈預感，而事實又證明你的直覺是對的，這時你大概會在三角形的哪個位置上？你在什麼時候感覺最清晰、自信？

你讓焦點放鬆時，有什麼變化？

最後站在三角形的正中，與各種感知等距。這時你有什麼感覺？

大多數人都會感到與外部世界密切相連，因為你能在同等程度上運用三種最重要的輸入管道。

　　回想一下過去你要把這些感覺連結起來的三個例子。你現在已深深感受到這些連結的力量，因此可以投射一下你對於這些回憶有何新的體會。讓回憶一個個出現，盡量選取不同的內涵，譬如第一個插曲來自職場，第二個涉及如何與人互動，第三個則可能是跟家人溝通的模式。看看你對這些回憶有何新的體會！

　　現在再想想另外三個例子，看看將來如何利用這種感知的連繫來待人處事。同樣地，這次也要想像三個不同的場合，這樣就能讓你在這方面的認知融入潛意識中，成為日常生活中的一部分。

　　最後，把你的經驗記錄下來。

▌各種人格特質下的視力

芝加哥一位視光師在進行多重人格症研究的過程中，發現假如個性轉變，視覺會呈現明顯的不同。薛伯特（Kenneth Shepherd）在一九八三年三月檢查了三個班奈特・布朗醫師（Bennett Braun, 著名多重人格障礙專家）的病患，發現在各種人格特質下，各項資料如眼壓、角膜曲率等，都存在顯著的差異。

其中一個患者在某種人格特質下，近視度數幾乎是另一種人格特質的四倍多；她轉換成六歲小孩的人格特質時，近視狀況竟變得如其孩童時期一樣；若換成少女時的人格特質，近視度數會隨之增加，但視力依然比成人的她來得好。

遠視、散光和色盲，也會隨著人格特質的差異而改變。

第 6 章

視力鍛鍊的基本原則

The Basic Principles of Vision Training

　　長久以來，客觀主義學派和主觀主義學派一直存在著一項哲學上的分歧。前者認為「只有看見，才能相信」。後者則認為「只要相信，就看得見」。科學家基本上都奉行客觀主義，相信眼見為憑，並以儀器測量。然而很多人都認為，人類不僅僅是各種化學物質的偶然組合。我們其實比解剖結構更為複雜。

　　你如果固守客觀主義，就會被測量儀器的敏感性所限制。有人說，我們之所以對某些事物不了解，係因欠缺適當的測量儀器。視覺是感官之一，難以科學化來界定，只能以儀器進行大概的測量。每個人的視覺認知都是主觀的，各具差異；對於顏色也是如此。凡人對顏色的認知都有細微差異。科學

能夠精確測量光線的波長，但每個人的眼睛只會用自己的方式去感知。

　　認知也可能會扯我們的後腿。譬如，在五〇年代，人們普遍認為，外界干預血壓和皮膚溫度是不可能的，後來認識到生物反饋的理論，上述的情況就變成可能了。就像在一分鐘內跑一英里曾被認為是不可能的事一樣，目前大部分人認為恢復視力是不可能的，但實際上，我們的確能夠實現這樣驚人的事。有很多病例證實，人們有時可以不依賴醫學治療戰勝惡疾。在很多健康問題上，藥物常無能為力，但人類的意志卻有強大的力量，能實現戲劇化的改變。

　　一個多重人格症（Multiple Personality Disorder, MPD）患者的病例非常引人矚目。芝加哥精神科醫生布朗（Bennett Braun），曾經在十位多重人格症患者身上進行研究，他在他們呈現的三種不同人格特質時，分別測量其眼壓，有十個人得出三十個不同的測量結果。令研究者大為吃驚的是，同一個人在不同的人格特質下，角膜屈度也有差異。患者從一人格特質轉換到另一人格特質時，短短幾分鐘內，視力也出現了變化。事實上，患者個性改變時，視力改變只是眾多生理變化的其中一部分。有些患者在某種個性狀態下，患有糖尿病等頑疾。但換成其他人格特質時卻沒有此病。有些人在人格特質狀態下是嗑藥者，在另一種狀態下卻完全正常。

　　這項多重人格研究，是說明人體如何出現生理變化的最佳範例。與系統性或全身性疾病相比，要令視力改變，實在是易如反掌折枝。

　　上述事實提示我們，視力的問題不是硬體，而在軟體。形成視力的意識因素似乎比生理因素更為重要。同時，絕大多數人生來就具有良好的視力，而造物主也確保我們這項最重要的感知，能夠一輩子完美地發揮作用。

　　生理視覺是指你一睜開眼睛，看見事物，以至聚焦於視網膜上成像之間的

過程。視網膜上的視錐細胞會發出神經刺激，促使視覺產生。這就是視覺形成的生理過程，與我們從外界環境獲取資訊有關。

然而，大腦後部的視覺皮層是更大的視覺軟體系統。軟體可以升級，因此我們可施力於此發揮影響力，改善視力。

信念是我們用於呈現眞理的概念和想法。它就像柵欄一樣，保護著我們的世界。對我們而言，柵欄外的事物都是不可能、不可信的。研究得知，信念界定了信仰的方式與範圍。有趣的是，有人眼見爲憑，有些人則信其所見。

你如相信人定勝天，就很容易達到目標；相反地，如果你本身已不相信，就很難投入全副熱情去實現目標。如果你相信恢復視力係屬可能，整個訓練就會變得更容易。實際上，這兩天的工作坊中，一個重要目標就是讓你瞭解，我們的努力能對自身視力產生多大的影響。當然，你也能夠從中瞭解自己適合哪些訓練。現在，我們就來做一些輕鬆的練習，讓你的視力清晰一點。

首先，你必須瞭解自己具體的視力狀況。你是否患有近視？你需要配戴老花眼鏡嗎？你有沒有遠視和散光？把你所知的視力狀況寫下來：

你認為是什麼原因導致你有這種視力問題？認真想一想，然後寫下來。

（空白框）

有很多原因都可能導致視力惡化。事實上，科學家尚未完全通曉近視和散光等視力問題的成因。因此你的發想也可能很有價值。

譬如說，你是否認為視力缺陷與遺傳有關？很多人都作如是觀。在一些家庭裡，全家成員都需要配戴眼鏡，這些事實似乎支持遺傳論。但是，也有好些家庭只有一個人視力有問題，其他成員都擁有良好的視力，這又似乎跟遺傳理論不相符合。

多項研究試圖揭曉近視是否與遺傳有關。在五〇、六〇年代，曾經有人對阿拉斯加的愛斯基摩人進行研究。早期的研究結果顯示，任何年齡階層的愛斯基摩人都沒有近視；後期的研究則顯示，某個社區的兩百五十三名小孩中，有四五％患有近視，但他們的父母或祖父母都沒有。由這項研究可見，愛斯基摩人的近視似乎與遺傳無關。實際上，近視及其他視覺問題，皆是受到各種不同基因的影響，因此針對近視問題的基因治療方案，在可見的將來似乎都難以實現。

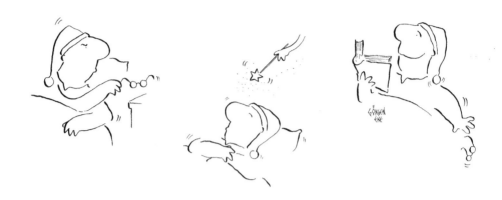

　我再問你另一個問題，你只要自由發揮想像力就行了。假設今天晚上睡覺時，一個天使溜到你夢中施展魔法，讓你的視力回復到完美境界。但由於你還在熟睡，所以沒察覺到這個魔法。翌日醒來，你首先注意到的變化是什麼？

　請寫下你的答案。你會感覺到、看到、聽到甚麼？

　你的日常生活中產生了什麼變化？

你和別人之間的關係有沒有變化？

除了不再配戴眼鏡，別人還會注意到你其他什麼變化？

你將會是個什麼樣的人？

最後一個問題十分重要。如果視力良好能持續五至十年的時間，你的生命會如何？會有什麼不同？

花點時間認真思考以上的問題，得出自己的答案，然後你就會有決心和信心，努力恢復自然清晰的視力。這個訓練不僅包括肉體上的練習，還包括精神層面的演化，更是個人認同的革新。屆時不僅視力有所改變，就連內在眼界也大為擴張，甚至周圍的世界也變得不一樣。試想，連視力都能改善，還有什麼做不到呢？

☺ 翻新你對視力的信念

信念具有非常強大的力量，正念能激勵我們做出驚人的事；保守的信念則會嚴重地限制我們的潛能。就因威力強大，信念一詞令人迷醉，同時也可能在現實世界裡築起屏障。信念過濾了我們的經驗以滿足其目標。比方說，你若相信自己舞技不精，這個信念可能會自我增強，稍有不佳表現也會形成自我設限。這種局限自己的信念，驅使你在現實世界裡不斷尋找例證來證明自己不行。你只會關注跳舞時出現的明顯錯誤。過去的經驗昇起，不斷惡性累積成女巫調製的神祕藥酒，最終讓你感到非常沮喪，發誓以後不再努力學習舞蹈。這時保守的信念就達到了它的目的，讓你高掛舞鞋。

幸運的是，信念同樣能夠激發我們內在的潛能。信念天生就是系統性的，因而信念的強化循環，可以出現正反兩面的結果。消極的結果是情況惡化，潛力被進一步限制；積極的結果，是你自動開竅找到才華的證據。如果你相信自己是個優秀的舞者，就會注意到所有能證明你舞蹈才能的事例，你會記住自己的表現是多麼出色；過去是多麼享受跳舞。

下面是個神經語言程式（NLP）的簡單過程，稍能幫助架構你的信念體系。我們要樹立充足的信念，相信自己一定能練出正常視力。首先，我們必須意識到，哪些信念的力量可以促成真實事件的發生，哪些則不能！

☺ 現實策略

你要學會運用某些技巧，營造一種內在訊息，指導你判斷什麼是真實存在的，什麼是意義重大的。這是因為你能強化真實體驗的感受。你可以用以下這個方法，詮釋你內在的真實世界：

1. 仔細想想你今天的早餐吃了什麼？你如何回顧這段記憶？有看到眼前的餐桌嗎？注意你是否感覺到有連結地身臨其境，還是感覺置身事外，像在觀看一幅畫。你意識中的畫面是黑白的還是彩色的？然後再留意這個影像距離你身處之處有多遙遠。有任何聲音嗎？記憶中是否也包含味道？有無任何情感涉入？注意各種構成你回憶的感覺品質。寫下你體驗早餐時的感覺。

2. 現在改變這個體驗中的某個元素，你可以把你吃的麥片變成別的選擇，譬如烤麵包之類。現在整個場景變成怎樣？運用與之前一模一樣的體驗模式，留意當中有沒有變化。你可能會發現一兩個顯著的差異，譬如在真實記憶中的彩色場景變成黑白。有些人會感受到更多精緻的變化。影像位置的偏差也不容忽視。如果畫面移動了十公分，或許就是你感受的真實世界和想像之間的差異。寫下你體驗虛擬場景的感受。

3. 比較兩種不同的體驗，觀察影像的素質、顏色、空間位置等感知模式。聲音如何？有怎樣的觸覺？找出那唯一造成兩者差異的因素。

4. 最後，看看你能否發現當中最關鍵的分別。想想在你生活中希望完成，

但尚未完成的目標，譬如某件你夢寐以求的物品，或者某項你希望掌握的技能。想像真實事物時，你要調整你的思維模式，重新架構思想，然後你就會開始疑惑自己想要的東西是否真實。如果你能完成上述的步驟，那太好了，你已經找到你的現實策略！你可以在這裡寫下來：

如果你想應用在腦海中預演場景的技巧，那就要先瞭解自身的現實策略。它能幫助你發掘普通和卓越體驗之差。

☺ 信念策略

你如何決定什麼事物是可信的？是什麼讓你相信真實的存在？你是否百分之百的相信某一事物的存在是絕對的真相？你的信念是個介乎於打死不信和絕對相信之間的連續帶。瞭解你有多麼相信某事，是非常有用的。以下就是你如何發展出個人信念的策略：

1. 在意識中，你總會把深信不疑的事物形象化。有些事情不容置疑，比方說，你是否相信太陽明天還會升起，隔天也會？你是否相信地球是圓的？總有些人會對此有所質疑，但你已早有定見！

再次，請重新整理，你是如何體驗內在。影像的特徵和位置通常是構成信念策略的關鍵因素。檢驗影像的特徵，包括顏色、動作和距離。在某些個案中，信念也可能以某個身體部位來呈現其感覺。譬如，你可能會在肋骨正下方的特定部位有所感覺，或者是一些根深蒂固的感覺。想想

你在體驗某樣很確定的事務時，有些什麼感覺，並記錄下來：

```


```

2.接下來，想想一些你不太確定的事務。有些事你認為有可能發生，但卻無法完全確定。比方說，你是否相信美元兌換歐元會升值？你是否相信你今年會加薪？

現在看看你對這些事有何體驗。留意此次跟前次完全確信的狀態比較，感覺上有何異同？影像位置有沒有改變？感覺是否相同？也把這些記錄下來：

```


```

3.最後，想想你打死不信及視為謬誤之事。比方說，你是否相信孩子不打不成器？（我希望不！）當你如此思索，注意你如何體會此事。這次影像出現在什麼方位？感覺是否與以往不同？寫下具體的細節：

```


```

此際你應理解信念如何編碼。你對於某件事務有多確定，會影響你體驗的感覺。這就是你的信念策略，現在嘗試把它簡略地寫下來：

```




```

4.最後結論，有些人要先感受到事務是眞確的，然後才會相信。有些人則會先選擇相信，然後事情往往眞的成爲現實。現在你就要看看自己的思維如何運作。想想一些你希望能夠實現的事，將它套入你的現實策略，把事情放到一個特定的空間位置，使你的內在有所感受，讓你完全相信事務確實存在。注意你此刻的感受。你對此事的體驗是否變得更深刻？接著顚倒體驗的過程，也就是你首先要完全確信某件事的存在，然後才用現實策略模式去體驗，看看感受是否比之前強烈。

現在，你有了一項最重要的工具，讓心靈爲你服務，協助改變受限的信念，等同於擁有視覺化的碩士學位。

☺ 信念轉變的週期

我們的信念會不斷轉變和更新。譬如在四歲的時候，你相信如果沒有大人牽引，過馬路是很危險的。在某個時點，你可能還相信著聖誕老公公的存在，雖然現在我仍然相信！

神經語言程式創始人的勞伯・迪爾斯（Robert Dilts）發現，信念在更新和改變的過程中，會經歷很多階段。第一個階段是出現不確定感：對於一直抱持的信念，你不再那樣堅信不疑。對既定的信念產生懷疑，如果你開放心胸

來接納懷疑，那你就開放了信念。新的信念似乎越來越吸引人，其可信度會隨之上升。在某個時點你就能輕鬆地擺脫舊有信念。

　　迪爾斯建議，你要將那些舊信念放到自己建立的信念博物館內，這是免得它們再干擾你的精巧方式。你曾經相信過的舊東西都與你無關了，最後新的信念堅若磐石。帶著你重拾視力的老舊信念，透過此轉化的步驟，向自己灌能。

　　記住，只要你相信，你有什麼不可看到！

陳舊的信念

　　↓

對信念的開放

　　↓

信念博物館

　　↓

渴望相信

　　↓

新信念

第 7 章

訓練你看的能力

Exercise Your Ability to See

除了徹底相信視力可以徹底改善外，我們也需要認知肉體和心理訓練的重要。當眼鏡為你分擔了大部分的聚焦功能時，眼部肌肉會因為疏於活動而逐漸失去應有的張力。我們都知道，時常運動有助保持健康。書中，我已羅列諸多明確而特定的練習，來處理不同的視力問題。一般而言，只要進行兩三個練習，你的眼力就會有所改善。但基於各人近視嚴重程度不同，你也可能需要進行好幾套不同的訓練才能恢復正常視力。

視覺系統與記憶力關係密切，人類透過視覺儲存大量資訊，有其實用的道理。你可以從文字或觀念中體會到這一點。因為記憶總是先辨認出字句中每個字的形態，你看到一樣事物時，也許不能在第一時間辨認出來。舉例來說，

你的內在視覺資料庫會先自動掃瞄幾種可能性，直到最後知悉你正看著車體的一部分。你的心智會將形狀、顏色與看到的事物聯繫起來。這就是認知的過程。

閱讀文字時，也會出現類似但更快速的過程。你的眼睛先獲取構成每個字母形狀的資訊，然後內部的資料庫才能進一步辨認出字和詞表達的涵義。內部視覺體驗與外部體驗同樣重要。事實上，大部分的視覺體驗都在大腦中形成。

你也擁有內在視覺。我注意到一個有趣的現象，許多近視的人在他們心智面的眼中，傾向縮小事物的影像。近視鏡片把外在世界縮小，似乎是為了迎合近視患者內在的感知。如果我們著手調整這種不平衡的情況，視力通常都會有所改善。

☺ 如何發掘你的內在視覺

內在視覺的屬性，影響你對外界的感知甚鉅。如果你看到的每件東西都是黑白的，你會用怎樣的方式感知現實世界？會有怎樣的感受？我們來玩一下這個把戲。

重溫一段過去美好回憶。看著這段回憶，如同親眼目睹，親身經歷。現在體會一下這段刻苦銘心的感覺。再次沉澱一下你的感受。接著，逆轉狀態，彷彿自己置身事外。看到處於那種環境中的自己，你有什麼不同的感受？你覺得更投入了還是抽離了？

在神經語言程式的範疇上，我們將這種轉移稱為「次感元」。在次感元狀態中的任何改變，都會影響對外界的認知。譬如，距離近的大物體，通常會比距離遠的小物體產生更大的影響力；彩色的外觀比黑白更能吸引人；移動的物體當然也比靜止的物體更具吸引力……等等。

☺ 找出你的優勢眼

　　先找出兩眼中的優勢眼。它可能會隨著時間而改變，因此只要確定在測試過程中的優勢眼就行了。

1.注視某個你能輕鬆記住的事物，也許是一面旗幟，或是視力表上的一個字母。將雙手合起來，中間留出一道方便你凝視的縫隙。雙眼看著你所選定的事物，然後緩緩地將手靠近眼睛，當手觸摸到臉時，你會發現你正在用優勢眼從縫隙間進行觀察。可能出乎你意料，很多人發現，其優勢眼竟然就是他們認為視力較差的那隻眼。現在記下自己的優勢眼。

2.注視你選定的事物，眼睛張合幾次，直到你能清晰記住該事物的影像。

3.閉上雙眼，想像自己正在注視記憶中的影像。留意你在使用哪隻眼睛。

4.然後換另一隻眼睛注視這個記憶影像。影像特徵有沒有什麼變化？

5.記住你認為最清晰的畫面，運用想像力使另一個影像變得一樣清晰。在一些案例中，複製影像的大小和位置可能會有所不同。如果你也是這樣，可以在心裡將假想的影像移動到與真實影像相同的位置。現在你彷彿有兩張一樣的幻燈片，請將最清晰的一幅圖像放在上層，下層是另一幅，就像三明治一樣。

6.當你的腦海出現了清晰的內在畫面後，緩緩睜開眼睛，注視原先選定的真實事物。留意腦海中的影像，和真實事物之間是否存在差異。如果是，就調整內在的影像，與外在的真實影像統一大小。這個練習的目的是找出能產生最清晰影像的方法。

　　我注意到，很多近視者發現腦海中的影像小於真實的。有趣的是，他們所配戴的近視眼鏡，就是要將外界的圖像縮小。反之亦然，遠視者腦海中的影像會比真實的大，而遠視鏡片的作用就是放大外界事物的影像。

☺ 平衡想像視力和生理視力

此訓練的目的是瞭解腦部如何獲取視覺資訊。比方說，你可能會發現，如果想像自己的眼睛長在後腦勺，或者長在真實眼睛前方五公分處，視力竟然會變得更好。個人體驗是，如果想像眼睛長在後腦勺，我的視覺對比感會增強，情況就像把電視機的對比調高。如果我想像自己的眼睛在真實眼睛的前方，視力會增加五％，也就是說，看視力表時能多看到一行。這個訓練需要極豐富的想像力，所以並非所有人都適合，但我建議你不妨一試，看看是否有所幫助。

進行以下這個訓練時，眼睛要張開。我們要你找出能讓你視力增強的最適組態。

1. 看著視力表或者任何細微的事物，這樣才能知道你的視力有否改進。想像你的眼睛安裝在車輪上，可以滾動到後腦勺去。你可以讓雙手以相同速度往後移動，這樣做應該會容易一點。注意過程中的變化。你的視力有否變得清晰一點？

2. 將你想像的影像移到大腦正中央。你的視力狀況有改變嗎？

3. 再將你的眼睛移回正常的位置。

4. 現在想像你的眼睛往前移五公分。你的視力是否變得清晰一點？再將你的眼睛移回正常位置。

5. 這次想像你的眼睛往前移動十公分，視力狀況有變化嗎？這對訓練師很有幫助，因為可以立刻看到整個房間。視力狀況有變化嗎？

再將你的眼睛移回正常位置。

6. 接下來，想像你的眼睛向上移動，看看上面的世界。你的視力有變化嗎？一位來自布魯塞爾的學員突然了解，原來她一直都在用年幼時的視

力來閱讀。她把眼睛向上移動後，馬上就能用成人視力來看。

7.最後，想像你的眼睛往下移動，視力有沒有變得清晰一點？一位來自柏林的學員發現，她幻想眼睛位於嘴唇外側某處時，視力竟然變好了。

這個實驗的根據是，視覺主要是一種意識行為。給大腦一些特別的指示，你就會發掘到一些嶄新的、甚至是更佳的用眼方式。由於你只是移動意念眼，沒有人會注意到你是暫時將眼睛移到後腦勺，才看到某個路標。

☺ 你是否正試圖過濾掉不想看到的事物？

精神與身體之間的緊密關係，越來越為大眾接受；因此視力鍛鍊，摻雜了一些用於轉換長期心理和精神模式的訓練。這些訓練包括移動意念眼，激勵大腦用一種嶄新的方式運作，然後讓新的運作模式習慣成自然。

現實生活中的精神和情感因素，會對視力產生顯著的影響。一九六二年查爾斯・凱利（Charles R. Kelly）的研究發現，如果我們不應該、不可以、不方便看到某些事物，大腦會自動地將圖像變糊，甚至空白掉。在過去十年對視力問題的研究中，我發現了一個模式。人們普遍認為自己無力改變生活中一些負面的東西。如果這種消極狀態長時間持續，我們的意志會讓投射到這些事物的目光逐漸黯淡，直到雲消霧散。

我有一位律師朋友的個案正好詮釋了上述情況。我著手重拾視力回復計劃之前很多年，她就參加了由古德瑞奇開辦的視力鍛鍊工作坊。我們彼此分享了有效的訓練技巧。然而她的視力並未大幅改善，於是我提議探索一對一的訓練。

我們探討近視成因時，她告訴我，童年時父親跟一位晚輩一起不忠於母親。她火大之餘，且又不願接受這個事實。多年以來，她一直談論著律師事

務所裡與同事及客戶間，胡搞瞎搞的婚外情。她本身是專攻家庭法的律師；然而，對伴侶不忠，正是造成家庭破裂的主因。於是我指出，當初導致視力惡化的潛意識，仍然在咫尺之處纏擾著她。

我朋友和丈夫的關係非常穩定，所以我建議她無需對他人的私德負責。似乎她也認同了我的觀點，因為沒幾天她就打電話告訴我，已取得**驚人的進步**。

如不重新挖掘出造成你過去視力低於標準的原因，縱然會看到瞬間的清晰，也無法持久。一位愛爾蘭女士曾經花了三年時間研習貝茲法，但未見明顯進展，因此前來參加我的訓練班。過去她的眼睛從未有過任何一抹的清晰感。我跟她說，可能過去有些羈絆，讓她的潛意識阻撓了清晰的視力。她回答說：「是的，我知道那是什麼！」

在潛意識的層面上，沒有時間和空間，只有當下的概念。如果你八歲時經歷了特別的事，那麼在潛意識那個八歲的內在小孩仍然與你同行。即使你以為已經完全忘了整件事，情感的印記仍然存在。在我的工作坊上，我會讓參與者進行短暫的記憶回溯，讓潛意識幫助他們找到可能導致視力昏暗的內在原因。

人們在童年總有一些天真的聯想。譬如，有一個人告訴我，他將戴眼鏡與擁有智慧產生聯結。十一歲的他，非常希望能像父親一樣配戴眼鏡；有一位女士告訴我，她的攣生姐姐配戴眼鏡後，她為了要跟姐姐一樣，竟在驗光時作弊。

有個特殊個案，戲劇化的詮釋這種動力學的涉入。倫敦一個七歲的小女孩，竟然在短短十天內，視力從正常變為四個屈光度的近視。她的母親調查後發現，小女孩在學校裡遭受霸凌，竟還認定這是絕對無可挽回之事。她既不能阻止霸凌，也不相信父母或師長有所幫助。因而，她的心智逐漸削弱了視力。

研究專注力的心理學家發現，人們要應付異常困難或根本無力解決的數學題目時，近視會狂飆高達六十％。這也許是眾多孩子患有近視的原因之一吧！

第 8 章

讓 能 量 流 動

Getting Energy to Flow

　　在中國，針灸系統是國家醫療體系的重要環節，這種中國風味的觀點，其目的是達到陰與陽的能量平衡。中藥和針灸，以五行的觀念爲基礎。根據這個模型，療癒能量依五行流動——從水到木、到火、到土、到金，再回到水。此一歷程也可用來描述季節的更替。五行中的每個元素，都與體內某個主要器官的系統息息相關。

　　水被詮釋爲冬季的能量，代表屬陽的膀胱和屬陰的腎臟。木是春季的能量，代表屬陽的膽囊和屬陰的肝臟。火是夏天的能量，代表屬陽的小腸和三焦，以及屬陰的心臟和循環系統。土代表小陽春、春分和秋分，包含屬陰的脾臟和屬陽的胃。最後，金是秋季的能量，代表屬陰的肺和屬陽的大腸。這

樣就構成了一個完整的循環體系。

在這個循環裡，經絡的能量可以提升或平衡這五種元素。此一五行模式讓中醫師清楚知道，要從何處介入系統才能達到最佳的平衡，維持健康。頭部和眼部周圍有很多穴位，可以當作導引能量的目標。如上所述，我們希望在眼睛和頭部有自由流轉的能量。如果能量流轉阻塞，此一器官（也就是眼睛）就會能量耗損，功能減退。

與其下針，我們可以利用指壓或按摩——穴道指壓，來促進能量流轉。穴道指壓是指，用手指做以下兩個基本動作：一是加壓然後放鬆；二是逆時鐘繞圓圈釋放能量，再以順時鐘繞圓圈激發能量。這個練習不錯，你可以逆時鐘繞三次圓圈清理，然後再順時鐘繞圓圈三次灌能。

五行

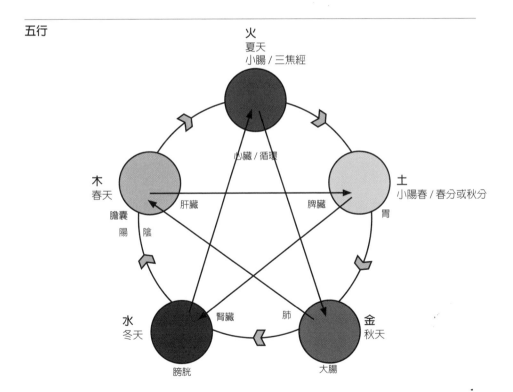

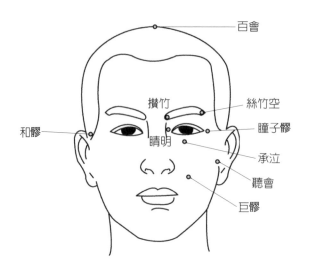

百會

攢竹　　　　絲竹空

和髎　　　　　　　　瞳子髎

睛明　　　　承泣

　　　　　　聽會

巨髎

☺ 眼睛的中式穴道指壓法

　　這個練習有十個步驟，目的是促進眼部和頭部的能量流通。你可能會感覺到某些穴位隱隱作痛，這正表示能量點那兒流轉不順。指壓可以改善以上的情況，作完後你將會感到非常清新和開擴。

1.第一個穴位：足太陽膀胱經第二穴位（攢竹），位於鼻根部和眉毛下方，按摩此處可以改善所有眼睛的問題。拇指頂端盡量靠近眼頭，然後向上壓，你會找到一個觸痛點。從右至左逆時鐘按摩三次，清理；然後從左至右，順時鐘按摩，激發能量。你也可以只用按壓，放鬆幾次。

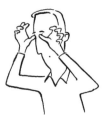

2.第二個穴位：足太陽膀胱經第一穴位（睛明），位於鼻根兩側，也就是平日眼鏡鼻墊置於鼻樑上之處。用拇指和食指捏住鼻根，從右至左逆時鐘繞三

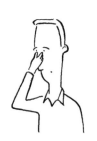

圈，再從左至右順時鐘繞三圈以激發能量。你也可
以只用手指按壓和放鬆。

3.第三個穴位：胃經第三穴位（巨髎），位於與鼻孔
同高的顴骨下方約一根半手指的位置，能改善白內
障和眼袋。用三根手指壓在這個位置上，從右至左
逆時鐘繞三圈，再從左至右順時鐘繞三圈以激發能
量。另一個選項，你也可以只用手指壓放。

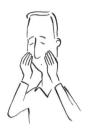

4.第四步，包含眼骨四周的幾個穴位，即膽經第二穴
位（聽會）和三焦經（絲竹空）。我們從找到的第
一個點開始，沿著眼骨小步小步地向外移動到眼
尾。

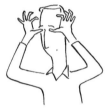

5.接著是眼睛下方的骨頭。眼頭的第一個穴位在東方
醫學稱為「足太陽膀胱經」，而眼球中央正下方位
的第一個穴位是胃經第一穴位（承泣），按摩該點
可以緩解紅眼症、夜盲、淚流不止和近視等眼部問
題。將四根手指向下壓，停留在下方眼眶邊緣。有
時你會感受到一股清涼滿溢雙眼，這正是能量流轉
的象徵。

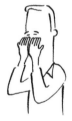

6.第六步是按摩眼尾膽經第一穴位（瞳子髎）。位於
眼尾，從右至左逆時鐘繞三圈，再從左至右順時鐘
繞三圈以激發能量。

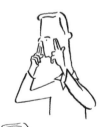

7.接下來把手指移動到髮際的三焦經的和髎。從右至
左逆時鐘按摩三圈，再從左至右順時鐘三圈，以激

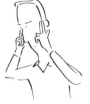

發能量。

8. 稍微向後移動一些，將手指尖沿著耳後垂直向上移動，按摩這條線上的四個穴位，這條線又稱為「膽經」，從右至左逆時鐘按摩三圈，再從左至右順時鐘三圈，以激發能量。

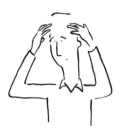

9. 這種按摩動作又稱為「猛虎爬山」。按摩時就像洗頭一樣，不斷張開和合攏手指，從髮際開始向上平穩地移動到頭頂。你可以用指甲來按摩，如果指甲太長，就用指腹。注意一定要多施加一些力量，以讓能量流轉。按摩這裡能觸及頭部兩側十五個以上的穴位。

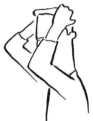

10. 最後一個穴位，位於頭部後方頸部肌肉與頭骨連接之處。你會在頭部兩邊找到凹陷部位，這正是二十個膽經對應的穴位。從右至左逆時鐘按摩三圈，再從左至右順時鐘三圈，以激發能量。

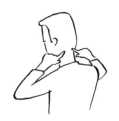

這個練習可以重複很多次，尤其可以在頭腦昏沉時進行按摩。做這些練習可令頭部和眼睛的能量順暢，如你所見，這一個簡單的動作能觸及許多有益的穴位點。任何視力問題，皆可以此練習改善。說不定，這樣按摩還能長出烏溜溜的秀髮呢！

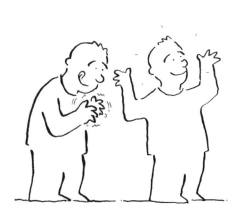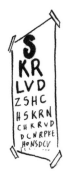

第 9 章

檢查你的視力

Check Your Eyesight

☺ 眼睛有多放鬆，就能看得多清楚

　　自然的清晰視力，與生俱來，不費吹灰之力；你只要張開眼睛看就可以了。可是，當我們開始對視覺系統施壓時，問題就出現了。隨著我們日漸長大，尤其是上學後，我們就要學習抑制內在發出的訊號。如果一個四歲女孩覺得愛睏，她會不停地揉眼睛，這是她需要休息的訊號。有時一路走來，我們必須學會抑制類似的自然訊號。當我們得看越來越多東西時，就會向已經疲憊的視覺系統施壓。也就是說，眼睛亟需休息時，仍然堅持不停閱讀，打死不退。

長時間閱讀時，眼睛盯在書本上，近點壓力就會不斷加大。研究顯示，即使是很短時間的壓力，也需要好幾小時才能復原，這或許就印證了「近世進士近視」一語。令人憂傷的，博士總是戴著視鏡。

眼睛的構造是為了讓我們適應不斷變化的環境，而不僅是為了閱讀或使用電腦。那些工作時需要看遠看近的人，往往擁有較好的視力。比方說，你何時見過戴眼鏡的牛仔？部落和原始社會，視力問題絕無僅有。那時人們的生活方式與自然環境，天人合一，有利於保持良好視力。我認識一位考古學家，她曾經獨自去祕魯，與莊稼人一起生活了兩年。去那裡之前，她總是戴著眼鏡，可是她回來時，視力竟然已恢復正常。秘魯的農夫從不戴眼鏡，因此這位考古學家也嘗試摘掉眼鏡，最終，她的眼睛已能恢復到造物主所賜予的原始狀態了。

☺ 如何檢測遠距視力

首先，你需要瞭解自己的視力狀況。如果你最近才去驗光，應該會得到最新的視力報告和配鏡處方。若你覺得視力情況出現了變化，正好利用現在這個機會，以附帶的視力表進行自我檢測。

附設於一〇四～一〇五頁的視力表，可用來檢測三公尺距離的視力。先找一個光線充足的地方，預留三公尺的範圍，分別在視力表一、二、三公尺遠的地板上標注記號。

● 測試雙眼

現在站在三公尺標記處，兩眼注視視力表。你能看到哪一行？記下你所能看到最低的那行字母。你不用看得非常清晰，只要能認得就可以了。把檢查

的結果寫下來：

20/   6/

●檢查左眼

用手蓋住右眼，你最低能看到哪一行？請寫下來：

20/   6/

●檢查右眼

用手蓋住左眼，你最低能看到哪一行？請寫下來：

20/   6/

如果你從三公尺處無法看到視力表上方的第一個字母，那麼你至少患有五百度的近視，需要做個視力檢查（具體解釋在第一〇六頁）。

●總結

如果你能看到20/25這一行，那就證明你只有輕微的近視，也許只需要做幾天的視力訓練就能改善，看得到20/20這一行。詳情參見第一二八頁。

如果你只能看到20/30 那行，事情稍微嚴重，但是從事視力訓練，你的視力仍然會得到改善。詳情參見第一二九頁。

如果你僅能看到20/40 那行，那你仍然能夠裸視合法開車。但此時你應慎重考慮視力鍛鍊。請參照第十三章。

☺ 檢查你的近視是否超過4個屈光度

視力與你能清楚看到的遠點有直接關係。這個遠點的公分數和最大矯正屈

光度數之間，存在著線性關係。

你需要準備：

a. 一條約一點五公尺長的繩子。

b. 一張書籤大小的紙張或紙卡，上面印有十五號字體的文字。

c. 兩種不同顏色的彩色筆。

1. 在繩子兩端各打一個結，以便握住。把繩子固定在椅子上，或者請他人拿著，以便你完成此項量測。

2. 把繩子一頭的結置於一隻眼睛下方的臉頰上，你能向下看到繩子的長度。閉上另一隻眼睛。

3. 手持書籤，放在繩子的最遠端，沿著繩子向內移動，直到你能看到最上一行字體的那一點為止。用彩色筆在繩子上標記這一點。這就是你這隻眼睛的遠點。（另一隻眼睛如法炮製，但可使用另一種顏色來標記）

4. 然後把書籤進一步拉近自己，直到找出你能清楚看到書籤最上一行的近點，這就是你視力的近點。

5. 另一隻眼睛也是相同做法，你可以換另一種顏色來標記。

6. 現在，你已經知道兩隻眼睛最清晰的遠點和近點。

7. 把繩子兩頭的結放在一起，拉直繩子，就能看到雙眼的近點和遠點有無差異。

E

6/133 20/400

KR

6/120 20/200

LVD

6/48 20/160

ZSHC

6/3.5 20/125

6/24	CHGKRN	20/80
6/21	DCNRSPKE	20/70
6/18	HONGSDCV	20/60
6/15	OKHGDTNVRCS	20/50
6/12	YOUCANDRIVENOW	20/40
6/7.5	BDCLKZVHSROA	20/30
6/6.75	HKGBCANOMPVESR	20/25
6/6	YOUHAVEPERFECTEYESIGHT	20/20
6/4.6V	THISISEVENBETTERYOUHAVEMAGICEYES	30/16

此圖表之正確尺寸可在下列網址下載，使用時請距離三公尺。
www.vision-training.com/e/Downloads.html

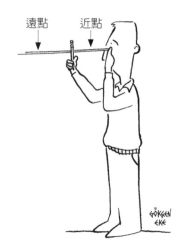

遠點　近點

●以屈光度計算視力

量測繩結到遠點之間的距離，如果雙眼有所不同，可以分別量測。屈光度計算方法如下：

$$\frac{1}{遠點距離（公分）} \times 100 = 1個屈光度$$

舉例說，如果一隻眼睛的遠點是二十公分，屈光就是1/20，即0.05再乘上100等於5個屈光度。利用此法，你就可以準確知道眼睛的視力。

●近點的重要性

一般來說，眼睛的近點應該是十五公分左右，若你的近點比這個距離遠，可能已有老花（需要配戴老花眼鏡）。無論如何，此時你應進行練習，使近

點回復到十五公分或接近十五公分左右。

　　若你閱讀時覺得有困難，但看遠距離的事物依然很清晰，那就表示你有老花眼了。如果眼睛的近點大於二十五公分，就應進行在一五六～一六一頁那些針對老花眼的練習。

　　此外，你也應以一一四頁的圖表檢查自己是否有散光。

　　現在你已經測量了你的視力，請翻到相應的頁數，按指示練習，矯正視力。

　　下頁有個近距視力的測試，可測量你的近距離視力。

☺ 近距視力測試圖

　　請在充足的光線下進行測試。若你能讀到最底下的段落，那就證明你有完美的視力。

距離（公分）	屈光度
100	1.00
80.0	1.25
65.0	1.50
57.0	1.75
50.0	2.00
44.5	2.25
40.0	2.50
36.5	2.75
33.0	3.00
30.5	3.25
28.5	3.50
27.0	3.75
25.0	4.00
23.5	4.25
22.0	4.50
21.0	4.75
20.0	5.00
19.0	5.25
18.0	5.50
18.5	5.75
16.5	6.00
15.0	6.50
14.0	7.00
13.0	7.50
12.5	8.00
11.5	8.50
11.0	9.00
10.5	9.50
10.0	10.00

20/100	視力有賴心智與眼睛相互的協調。
20/90	其中心理因素重於生理因素， 因爲眼睛僅能獲取圖像，有賴頭腦 解讀和評估所獲取的資訊。
20/80	視力的心理因素由五種基本元素組成： 好奇、對比、比較、記憶和評斷。
20/70	好奇意味著視覺上的明智搜尋。（也就是說， 四處張望，就好像對所有事務一目了然）
20/60	盤點你所看到事物的顏色及數量，是滿足好奇心的最佳途徑。
20/50	對比是指前景和背景之間差異的層次。
20/40	舉例說，如果你閉上眼睛休息一會。想像你睜開眼睛時，眼前會出現一張乾淨潔白的紙。然後你再打開眼睛， 這時你會發現這張圖表上的字體會變得更黑。
20/30	比較是對相似和差異作出評估。譬如大寫字母 H 和 N 都有兩條平行線，但是 H 中間有條水平線，N 中間則是一條對角線。
20/25	記憶是已學會的知識和留存的經驗之總和。
20/20	評斷是，你對雙眼獲取的圖像資訊作詮釋和評價的最後總結。
20/16	只要可能，盡量使用日光。如果需要在晚上閱讀或工作，就要確保有充足的全光譜光線。工作時最好有一盞可調節明暗的鹵素燈，左側牆上安裝鎢絲燈，或於天花板加裝日光燈。就視力而言，僅僅使用日光燈，則是最糟的工作光線！

如果你在正常的閱讀距離下，視力低於20/25，那就需要做一五六～一六一頁介紹的老花練習。

　　一言以蔽之，基本概念是，你需要儲存額外的精力，好在眼睛感到疲勞時，仍可在舒適的距離下閱讀。

　　在充足的自然光線下，以正常閱讀距離（約三十五公分）來看視力表，看看你能舒適地看到哪一行，這種檢查能測試出你的閱讀視力。

　　請留意光線對閱讀視力的影響。陽光是最佳的閱讀光線，日光燈則最爛！

第 10 章

散 光

Astigmatism

在正常眼睛內，所有光線都會朝向相同的方向折射。散光的人，光線則會因平面方向不同而有不同的折射。通常角膜中央的垂直線上折射能力會偏強，亦即手錶上十二點與六點的直線方向。這情況稱為「逆規散光」或「順

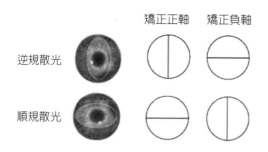

規散光」。研究顯示，這是最最常見的散光類型，大約八八％的散光患者都屬於此一類型。

較少見的順規散光，好發於角膜折射能力大於子午線水平軸，也就是九點鐘和三點鐘方向。約有五％的個案屬於此類，但其實散光也可能發生於任何角度，甚至在垂直線和水平線同時出現。散光可能出現在單眼或是雙眼，而且兩眼的散光角度也可能不同。

傳統的觀點認為，此一缺陷係遺傳而來。患者要不是角膜有毛病，就是整個眼球先天不良。眼科大夫多認為，角膜表面曲度的缺陷是形成散光的原因。

換句話說，散光產生是因為眼球的內部壓力和自身張力，讓角膜曲率不規則。此外，在某些實例中，散光形成於水晶體或視網膜。在這種特殊情況下，視力鍛鍊時而有窮。

以光學的角度而言，散光可用球面鏡和圓柱面環形圓紋曲面鏡的組合眼鏡來矯正。眼鏡形狀有點像橄欖球的橫切面。要能有效，視光師需定位屈光不正的軸心。軸心由兩條垂直線所構成，標明最大和最小的屈光誤差。另外，視光師也要確保患者所配戴鏡片，置於正確的光學部位。

與傳統信念背道而馳的是，散光是可以輕而易舉的矯正過來。治療散光，放鬆才是王道。

在諸多視力問題中，散光以視力鍛鍊來改善，其效果最為出神入化。我見過一些輕微散光（低於一百度）的病例，只要些許訓練，就雲消霧散了。前些日子，我在倫敦麗晶學院舉辦的研討會上，介紹我的治療方法，聽眾中有位女士指出，視力表上某些線條較其他來得黯淡。這其實就是患有散光的跡象，請參看第一一四頁的散光圖。

我指導聽眾做一次西藏輪圖練習後，再次把散光鏡放到這位女士眼前。她狂呼：「都一樣ㄟ！都一樣ㄟ！」在場的人都以為她在說散光狀況沒有變化，其實她是說，她看到散光鏡上每一條線都是相同的。大家頓時意識到，僅僅一次的訓練，這位女士的散光就消失無蹤了。通常散光不會消失得那麼快，然而，大多數人接受訓練後，都會察覺到視力的潛移默化。

　　大多數人連續訓練幾天後，散光就會消失。但如散光較重，就可能要進行好幾週西藏輪圖練習，視力才能恢復正常。

☺ 視力鍛鍊法治療散光的基本原則

・循序漸進地鍛鍊眼外肌，使其變得越來越靈活。

・從散光圖取得回饋，要知道進步從何而來是很重要的！

　　越來越多證據顯示，散光的形成受到環境因素影響，同時也與個人的用眼習慣大有關係。此外，因每個人的角膜硬度不同，也造成不同的影響。具有彈性的角膜，其組織反應出影響眼睛的模式，這就如同搭建帳篷，如果每條營繩不能保持相等的張力，帳篷就會朝向張力最大的一方傾斜。

　　在視力鍛鍊中，我們先假設散光的形成，主要是因為眼球周圍的直

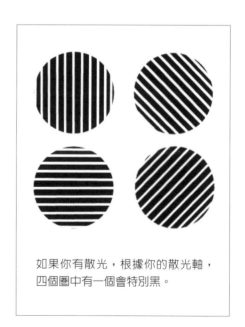

如果你有散光，根據你的散光軸，四個圈中有一個會特別黑。

肌張力不同。因此，矯正散光的最佳策略就是進行專門的訓練，鬆弛肌肉，調整眼肌張力。許多身體的肌肉，其張力都介乎於全然放鬆和極端緊繃的中間狀態。頸部肌肉就是一個好例子。

　　一整天下來，你維持著緊繃和放鬆兩者之間精巧的平衡，以便保持頭部靈活轉動。因此，在你關注某件事務時，已準備好第一時間將目光投注於任何方向。

　　當上斜肌和下斜肌（控制眼睛上下、左右移動的四條肌肉）太緊繃時，可能會出現散光。這個導致角膜上下方向過度拉扯，造成垂直線拉長（十二點到六點方向），而兩側則稍扁，形成典型的順規性散光。散光是由於眼周的肌張力不協調而引起的，因此最佳的治療途徑，是解除過多的張力。在接下來的訓練中，我們會告訴你一些方法，讓你能迅速地判斷哪條肌肉張力過大，從而放鬆它們。

　　首先，你要注視散光鏡或上頁的圓形，瞭解你目前的散光狀況，然後從較遠的距離看視力表。有些患者散光只在某個距離才出現，你可以看看你的散光狀況在近處還是遠處較為顯著。稍後你要監測練習進度時，這些都是非常有用的資訊。

　　注意，散光鏡必須放在你清晰的視力範圍內，超出自然視力的範圍，測試結果就不可靠了。不過，隨著視力改善，視力表置於較遠距離也同樣精確。在訓練過程中，請時不時以散光鏡監測進展，你會察覺到那些原本顏色較深的線條，會逐漸變得與其他線條一般勻稱，而且看上去整圈都會變得一樣長。

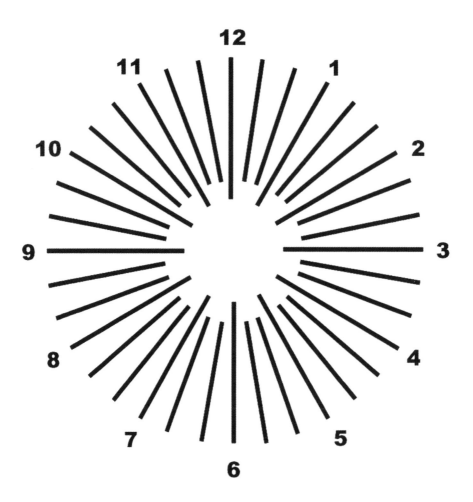

☺ 透過練習來放鬆眼部肌肉

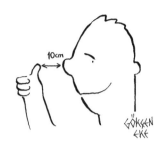

此練習旨在進行更費勁的訓練前，鬆弛一下眼肌，目的在增強其靈活性。如果覺得這個辛苦，可以舒緩地進行。在能夠泰若自如前，西藏輪圖練習不要操之過急。

1. 將大拇指尖放到雙眼正前方，手與臉之間的距離應比拇指長。有些人可能無法清楚看到拇指尖，但這並不會影響訓練的結果。

2. 現在緩緩地向上移動指尖，頭部保持固定，將指尖移到你能看到的最遠位置。接著指尖慢慢往下移，繼續循著圖中所示的角度移動指尖。

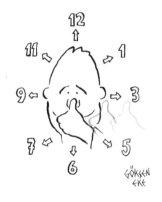

3. 完成一輪訓練後，休息一下眼睛和手臂。準備好之後，再重複一次剛才的練習。但這次手指移動的頻率要與呼吸頻率同步。拇指往上移動時要吸氣，向下移動時吐氣。動作盡量緩慢，讓你整個身體，包括眼睛都能夠徹底放鬆。

4. 配合呼吸，順時鐘和逆時鐘方向各做一次練習。

你是否感覺到向某些方向移動時特別困難？這就表示控制那些方向的直肌欠缺靈活。檢查第一一四頁上的散光圖以確認散光是否進步。

做此項練習，一天三次。每次之間隔幾個小時，這是專為眼睛設計的有氧運動。不斷地拉緊和放鬆眼部肌肉，重複做多次練習，會很顯著地減輕眼肌張力。這樣，角膜就可以開始恢復自然的形狀。

☺ 西藏輪圖練習

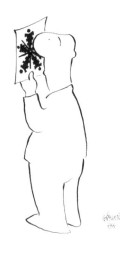

這項訓練所利用的圖表跟雙眼成一直角，有助於進一步舒展眼部肌肉。你的眼睛會循著西藏輪圖的不同角度轉動，讓你能完全舒展眼部肌肉，令肌肉開始回復靈活。角膜亦能恢復原有的形狀，進而重獲自然的清晰視力。

1. 將西藏輪圖放到鼻子前約二點五公分處，鼻尖正對中央的白色圓圈。你可能無法清楚地看到此圖，但不要緊，這個練習的目的是訓練你的眼部肌肉。

如何移動你的眼睛

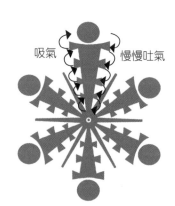

2. 吸氣時，眼睛逐階向上跳動，直到你能看到西藏輪圖的上方黑球。呼氣時，眼睛以相同速度向下移動，動作盡量緩慢，保持身體完全放鬆。

3. 讓眼睛隨著平滑的尖刺，向外移動時吸氣，向內移動時則慢慢吐氣。

4. 圍繞西藏輪圖，順逆時鐘方向各做一遍。

5. 每隔幾小時練習一次，一天總共做三次。檢查第一一四頁上的散光圖以確認散光的進步。

有些人喜歡在柔和的音樂中完成訓練，音樂的節奏確能加強放鬆的效果。透過上述練習，散光通常很快有所改善。許多患者僅僅練習了幾天，就足以

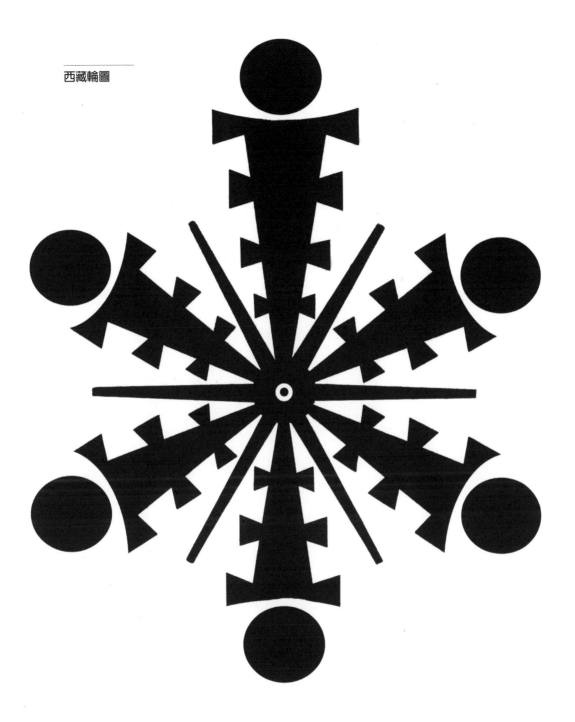

西藏輪圖

原寸正確圖表，請見本書末附贈海報。或至下列網址下載。
www.vision-training.com/e/Downloads.html

一九九九年十月三十日

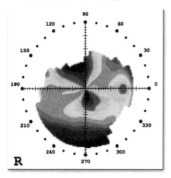

[OD（右眼）數值]
＜折射數值＞
鏡片：100度 散光：50度 軸度：83度

一九九九年十月三十一日

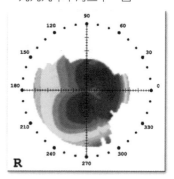

[OD（右眼）數值]
＜折射數值＞
鏡片：75度 散光： 軸度：

恢復正常視力。當你能夠輕鬆地向各個方向轉動眼睛，並且能清晰地看到第
一一四頁散光圖時，你就知道你已大功告成。記住要從不同的距離注視散光
表，特別是訓練前無法看清楚的位置。

　　只要不把眼外肌操太兇，這個訓練是很安全的。放輕鬆點，給自己幾天甚
至幾個星期的時間，讓眼部肌肉回復天然的靈活度。如果一件事情做得很
棒，就值得好好去做。當你發覺散光改善時，你就會明白所做的一切都是值
得的！

● 無須使用圖表的練習

　　如果你是單眼散光，或者雙眼的散光但位置不同，可以利用這個練習，來
放鬆某些特定緊繃的肌肉。你必須先確定哪個方向的眼肌張力最強，比方

說，你可能會發現兩點鐘及七點鐘方位的軸線張力較強。

1. 將一根手指或一枝筆固定在眼前三公分的位置，沿著這條軸線前後移動三次，每次都讓眼球作最大幅度的移動。

2. 現在閉上眼睛，想像你在重複以上步驟，只是這次讓眼球移動到更遠。把這個步驟重複三次。

3. 接著張開雙眼，再做一次練習。你會察覺到眼球比之前移動得更遠了。

4. 最後，沿著相反的軸線做相同的訓練。在這個例子而言，就是十一點鐘到五點鐘的軸線。這樣做其實是要確保，你不會把散光從一個軸線轉移到另一個軸線上。

☺ 客觀證據

散光在眼睛地形圖上呈現蝴蝶結型（參見一一八頁上圖）。眼睛地形圖就如地圖上展示地形的等高線。這些圖像都顯示出，視力訓練對治療散光是令人印象深刻又客觀的證明。

左圖顯示出半個屈光度的散光（五十度）。注意那個代表散光軸的典型蝴蝶結型，在這個例子中就是八十三度。

右圖展示同一隻眼睛翌日進行視力鍛鍊後的狀況。你會看到紅色部分分散開來了，表示眼睛已回復正常，再也量不出一丁點兒的散光了。遠視狀況亦改善了+0.25屈光度。這個客觀證明顯示，視力鍛鍊對於矯正散光是有效的。

第 11 章

近視

Myopia

　　近視是最常見的視力問題，影響所及，幾乎達到全球半數人口的生活。

　　近視剛開始作祟時，你仍能看清貼身環境的事物，只是較遠距離的東西變得模糊。近視通常在求學時期形成。當你發覺黑板字體難於辨識時，起初還不以為意。但等到事情嚴重時，你去驗光，總以配戴眼鏡收場。然而戴上後，立刻發現近視只會繼續惡化，度數加深，需要一副更深的鏡片才能舒適地看。不久，你便會發覺已無法擺脫眼鏡的束縛。然而，事實是，你大可完美清晰地裸視看物！

☺ 導致近視的原因？

自古以來，人們即已知悉遠距視力會逐步喪失。希臘人認為，近視的出現是因為頭腦中滿溢出來的「視靈」不足，因此微弱到無法投射於遠方。然而，直到十九世紀中期，人們才開始重視視力問題。有趣的是，十九世紀上半葉，人們並不鼓勵使用眼鏡，他們認為眼鏡只會加深原本的視力問題，因而有害。

在一八六〇年代，德國眼科醫生賀蒙・仲（Herman Chon）發現，兒童入學後近視會越來越深。他調查了一萬名布雷斯勞（Breslau）學童的視力，並於一八六六年發表相關的研究報告。他似乎得到了一個合理的結論——使用（尤其是超用）眼睛是造成近視的主因。其理論盤據學術界主導地位逾半世紀之久，更引發全德學校一場提升學童視力保健的聖戰。

荷蘭眼科醫生丹德斯相信，近視的成因是近距工作時眼睛長期調節，因而把眼球拉長了。他在其一八六四年的著作《論眼睛調節與折射異常》（*On the Anomalies of Accommodation and Refraction of the Eye*）中寫道：

> 如何解釋眼球會拉長呢？我們可以考慮三個因素：1.視軸強力聚焦，增加眼部肌肉的壓力；2.由於調節所造成的眼部充血，導致眼內流體壓力增加；3.眼底充血過程會導致眼球變軟，即使正常眼也一樣，但流體壓力仍在增加，導致眼底薄膜拉長。這種加壓情況主要於後極部出現，該部分的肌肉尤其需要支持。（第三四三頁）

在精確測量人類眼球大小的儀器問世之前，人們一直認為睫狀肌的收縮能力變弱，才會導致水晶體無法聚焦。時至今日，這個理論仍然得到很多眼科

醫師認同。超音波掃瞄顯示，高度近視者的眼球確實會拉長，但拉長的原因則眾說紛紜。有些學者認為，眼內壓增加是造成眼軸增長的主因，譬如一九七五年凱利等人就將近視稱為「昂貴的青少年型青光眼」。所以，壓力理論似乎不太能成立，因為連咳嗽和發燒也能造成眼內壓升高。

☺ 沒有水晶體不等於沒有視力？

柯樂門（Coleman）等人在一九六九年發表的研究報告中指出，眼軸長度會依據眼睛調節而改變。楊（Young）和貝爾（Bell）都認為，長時間看近處事物會造成持久的調節狀態，使玻璃體腔內的壓力增加，導致眼軸增長，發展成近視。此一論述或稍可解釋，為何長期使用電腦和經常從事近距離工作的人，近視的比率較高。

一九八○年與一九八一年，彼得・格林（Peter Greene）根據工程學原理

┤調節

調節的概念首先由德國科學家荷姆赫茲於一八六三年提出。由於水晶體會改變曲度，將清晰的影像投射在視網膜上，這也就是眼睛的屈光狀態。

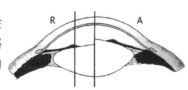

水晶體四周的睫狀肌收縮時，張力會減少，讓水晶體鼓得肥肥胖胖。這時的水晶體正處於調節狀態。右邊的A代表進行調節的水晶體。

另一方面，睫狀肌放鬆時，水晶體會被牽拉變得瘦薄，這情況稱為「非調節狀態」。

調節幅度係指從眼睛到遠點，亦即影像開始變模糊之處，可換算成屈光度數，稱為調節幅度，這是臨床可檢測出來的。

評估眼球壓力。他測量了眼部調節、聚焦光線、玻璃體腔內壓和眼外肌對鞏膜所施加的壓力。他認爲聚焦光線時所產生的壓力，遠超過調節形成的外壓力。雖然注視極近目標時，兩者會同時出現。

他的計算結果顯示，後極部鞏膜承受的壓力，是眼內壓和斜肌造成的壓力總和。格林還發現，兩條斜肌連接區域的拉力，比眼球其他部分都強。因此，這個理論就能解釋高度近視患者的眼軸何以變長。

紐約的眼科醫師貝茲花了四年的時間，研究眼部調節和聚焦能力。得出的結論是——斜肌的牽拉在眼球聚焦過程中，發揮重要影響力。而睫狀肌和水晶體的功用，則相對較小。

貝茲醫生等人注意到，有些人即使透過手術拿掉了整個水晶體，仍有高於20/40的視力。法律規定，駕駛者的視力下限爲20/40，也就是說，沒有水晶

當視力變模糊時

眼睛的光學部分將影像準確地聚焦到視網膜上時，你會獲得清晰的視力。如果聚焦點不在視網膜上，形成的影像則是模糊的圈圈。

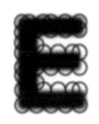

虹膜就像照相機的鏡頭，它會調節瞳孔直徑，以獲得合適的景深。聚焦點與視網膜之間的距離和模糊的散光圈面積成正比。若你有近視，光學聚焦點會落於視網膜前，獲得的影像是模糊的。

模糊圈隨著看到的物體形狀不同而產生變化。比方說，一條線看上去就像是一串相互重疊的細小模糊的點點（物點）；至於二維影像，譬如視力表，則是由很多字母形狀的模糊圈組成的。

針孔眼鏡正是利用了此一現象。它上面的眾多小孔縮小了模糊圈，讓你獲得較爲清晰的影像。若你戴上這種眼鏡，大概就可模擬出視力完全矯正後會是怎樣的景象。

體的人仍然可以合法開車。

　　我在維也納的視力訓練工作坊中，有位女士孩提時動過手術，摘除了水晶體。由於當時尚無人工水晶體技術，她眼球內一直沒有水晶體。進行視力鍛鍊後，她發現已能閱讀八號字體列印的文章，也能從三公尺外清晰看到視力表上20/30那一行。她的進步激勵了所有同學，證明沒有水晶體不等於沒有視力。科學研究顯示，水晶體的屈光能力充其量只佔眼睛的十％。

☺ 功能性近視與結構性近視

　　近視的成因眾說紛紜，之間存在著很多差異。我們嘗試簡化問題，根據不同的起因，將近視分為功能性和結構性兩類。

　　功能性近視源於近距離用眼過度。譬如一整天使用電腦，你會把焦點長時間聚集在五十公分的範圍內。賀蒙·仲於一八六六年發表的研究報告中指出，近距離用眼過度是近視的主因。基本上，你的眼睛逐漸習慣只聚焦到近處物體上，而忽略使用遠距視力。譬如，飼養在封閉環境內的動物也會有近視，我們有確切的科學證據證明，環境對視力有影響。

　　一九一五年，貝茲醫生認為近視是由精神緊張造成的。此一說法不無道理，這可以解釋世上不同地方的視力問題為何會存在差異。在文明程度相對較低，不太注重閱讀和學習的地區，視力問題幾乎完全不存在。一九八五年，賈納（Garner）等人曾對萬那杜共和國九百七十七位，六至十七歲美拉尼西亞（Melanesian）學童的視力進行調查，一九八五年和一九八六年的兩次檢查中，他們發現超過0.25屈光度的人，在一九八五年只佔一．三％，一九八六年也只有二．九％。換言之，這些孩子都擁有很好的視力。

　　相反的，林和柯二人於一九九一年發現香港學童的近視盛行率，如下列分

布：

1.六到七歲學童幾達三十％；

2.十歲以下學童低於六十％；

3.十六至十七歲學童達七四％。

香港、新加坡與台灣的學童，每日閱讀及近距離用眼時間極長。

太平洋島嶼萬那杜共和國和台灣小孩承受的壓力有所不同。首先，學習讀寫國字需要花費大量時間與精力。其次，台灣孩子需要長時間為嚴格的基測、統測等入學考試做準備。相反地，萬那杜小孩則可以自然地看任何距離的事物，有助於保持其良好視力。相較於此，四、五歲即開始學習讀寫重任的台灣孩子，在公格紙上書寫一百個大小相同，完美無暇的字體，需要將眼睛高度認真和極度專注於書本上。孩子們最後的下場就是會在近距離內用眼

▎隱形眼鏡

很多人經年累月都戴著隱形眼鏡。此際隱形眼鏡的原料和製作技術已有長足進步。但是，在眼睛中配戴任何東西，眼睛和鏡片間的摩擦會增加，導致蛋白保護層日漸脫落。蛋白層是非常重要的，它是眼睛的第一道保護層，阻止致盲性角膜潰瘍的生物入侵。然而，配戴隱形眼鏡時，蛋白層難免脫落，這是不可避免的。鏡片越舊，磨擦越多，導致問題越大。例如刮傷或破碎鏡片，磨損的邊緣更可能刮傷角膜。

隱形眼鏡還會阻礙角膜接觸氧氣，讓角膜處於窒息狀態。即使保養很好的隱形眼鏡，持續放在含有蛋白質的藥水內，清洗鏡片時，藥水會洗去黏附在鏡片上的蛋白質。但是有些結構已改變的蛋白質，還是會殘留在鏡片上，讓你對「外來蛋白」產生免疫反應，原理就如同被蜜蜂叮了一口般，會在眼瞼下形成結節狀紅斑，稱為「肥大細胞反應性免疫反應」，會增加配戴隱形眼鏡的敏感性。

從事視力訓練時，可把隱形眼鏡視作一個臨時的解決方案，並利用它作為你的訓練工具。

過度，使精神緊繃，繼而導致近視發作。

在所有針對近視的研究中，要不就是天生完全沒有近視，要不就是嬰幼兒時患有近視的比率低於一至二％。實際上，在五至六歲的小孩當中，有九八％都擁有良好視力。大部分人出生時都擁有良好的自然視力，但到了十五歲，近視比率卻達到二十至二五％。

求學時期的頭十年，是身體、情感、心理等各個方面發育的重要時期。一些針對專注力的心理研究發現，學生要解決困難及富挑戰性的智力問題時，雙眼的焦點會朝近點衰退達六十％之多。試想，有個九歲孩子在數學課上努力解答有關分數的題目，其他小孩都已經完成了，他卻還沒有頭緒，這時他的注意力會越來越集中，可能逐漸向內轉化他的情感。由此可見，學習困難

▌掌療法

掌療法是貝茲法的正字標記。他認為視力問題主要是由精神緊張造成，因此治療的關鍵是放鬆眼睛。

掌療雙眼的效果，會讓視力變得清晰。有時你移開手掌後，馬上就能看到一抹清晰的影像，但也可能要花好一陣子才能見效。

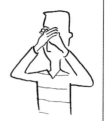

首先，你就像在寒冬取暖般摩擦雙手，以便溫暖你的手掌。

然後閉上雙眼，將雙手覆蓋在眼睛上以便遮蔽光線。你可以在前額處手指交叉重疊。

盡量緩慢地呼氣、放鬆，想像你的眼睛漆黑一片。當你完全放鬆後，就會感到眼內像黑色天鵝絨般深邃的漆黑。

若你看到灰色陰影或者閃光，那就表示你還沒有完全放鬆視覺系統。

讀了貝茲醫生的著作後，你會瞭解到，掌療時間做的愈長，效果會愈明顯。我建議你經常這樣做，每次最多一分鐘，好讓你的眼睛盡量保持放鬆。

通常是造成學童出現視力問題的根源之一。

　　結構性近視理論則認為是遺傳因素造成眼軸拉長，導致近視出現。葛舒密特（Goldschmidt）於一九六八年綜合了許多有關近視遺傳學因素的研究報告，認為遺傳因素確實有影響。但不同的近視類型受影響的模式都不盡相同，有些學者則認為，遺傳學理論毫無根據。

　　傳統觀念認為，所有近視患者都適合配戴凹透鏡來矯正。只要戴上眼鏡，似乎就能獲得良好的視力。事實上，眼鏡完全不能改善近視，多數人配戴鏡片的度數不斷增加，在此過程中，不幸的是，近視狀況越來越嚴重。

　　另一種治療方法是做屈光手術，利用雷射改變角膜表面的曲度，調整屈光狀態。正如其他手術一樣，雷射手術存在風險，尤其是角膜厚度僅半毫米，大概是本書三頁紙的厚度。顯然，允許犯錯的餘地不多，手術一旦出錯是不能挽回的。

　　每個人近視的程度不一，可以非常輕微（少於2個屈光度），也可以相當嚴重（多於4個屈光度）。視力鍛鍊針對三種不同程度的近視，有對應的治療策略。所需矯正的度數越低，訓練的難度就越小。

▌彩色的視力表

顏色投射到眼睛時，會聚集在視軸上的不同位置。比方說，藍色的焦距長度就比紅色短。使用一邊紅色、一邊綠色的彩色視力表時，近視患者會覺得紅色背景上的字母顯得比較清楚。研究顯示，總色像差區間（從鮮明的紅色到鮮明的綠色），是0.50至0.75個屈光度。

我們使用不同的彩色視力表，在適合於眼睛色彩對比下訓練，更容易取得進展。

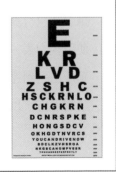

第 12 章

治療少於 2 個屈光度的近視

Recovering Myopia of Less Than 2 Diopters

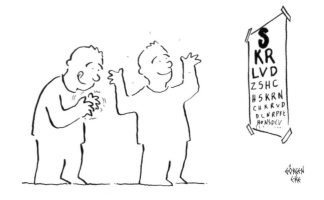

　　這種近視非常輕微，只是無法清楚看到較遠距離物體的細節。透過訓練並遵循下列忠告，很快就能恢復：

· 只在絕對必要時配戴眼鏡，近距離閱讀或是桌上工作時則不要戴眼鏡，讓眼睛自行調整。

· 使用視力表，一行一行向下看，最終可以看到最下端那一行。

· 養成由近到遠、循序漸進地看東西的習慣。

· 請看下方，以晃動法磨利你的視力。

☺ 如何用視力表進行訓練

你可以用視力表（史奈倫卡）檢查的結果，監測自己的訓練進度。你的目標是盡可能看到視力表上最低的那一行。在良好的光線下進行檢查，精確量測出三公尺的距離，並在中間一公尺處放置標記。以下是貝茲醫生推薦的視力表訓練法。

1. 在良好光線下，將視力表掛在牆上。

2. 站在距離視力表約三公尺遠的地方，輕鬆地看著視力表。每一行旁邊都有小字標示距離，最大的字母E 旁邊標注的是20/400，也就是說，如果你有正常的視力，就能在四百呎（一百三十公尺）處看到這個大小的字母。視力表上從第二行到最後一行，都能夠在三公尺看到。

3. 現在假設你能往下看到第五行，你會注意到該行的最後一個字母是N。現在用手掌蓋住眼睛，同時在腦海內回想這個N字，然後你會發現，再次看視力表的時候，你能看到下一行的字母D。逐行往下看，重複此一動作。

4. 如果你盯住一行的最後一個字母，你會注意到旁邊的字母都糊了。你只需要閉眼一會，然後注視該行的第一個字母，休息一會，再將注意力轉到最後一個字母，這對眼睛很有好處。看每個字母時，輕閉眼睛，你就會發現你能閱讀該行的所有字母了。

若你患有1至2個屈光度的近視，視力表訓練是非常有效的，但如果有超過5個屈光度以上的近視，你就不能看到視力表上的第一個字母了。你最好站在一個能看到視力表下半部字母的距離。當你能看到越來越多的字母，你可以再站遠一點。最後，你就能夠從三公尺外看到20/20這一行啦！

☺ 晃動法

這是由貝茲醫生發明的另一個訓練，目的是讓眼部放鬆，提高視覺清晰度。以下是幾種晃動方法。

●簡單的搖擺

1. 雙腳稍微分立，以便穩固站立。將注意力集中到視力表上，找到你能辨認字母，但卻不能看得一清二楚的那一行。

2. 然後你的身體從一邊晃動到另一邊，讓眼睛迅速地掃過該行，重複三至四次，閉上雙眼，停止擺動。

3. 當你集中精神時，睜開眼睛，在該行上找出其中一個字母，先盯住字母的上半部，然後再盯住字母的下半部，你會發現該字母變得清晰，甚至整行都清晰起來了。

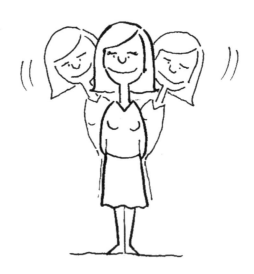

● 長晃法

進行長晃法時，你將重心放在腰部，在一百八十度範圍內擺動，讓眼睛緩緩地追蹤所在環境中的物體。開始訓練時盡可能緩慢一點，速度並不重要，以最輕鬆的狀態進行就可以了。在不同距離的地方進行訓練，你會發現事物開始變得清晰。

● 眼睛晃動法

這種晃動只局限於眼睛。你盯住某個字或是短句，從頭到尾掃視，重複多次，然後閉上眼一會，張眼再看，就會發現字母變得清晰了。

很久以前，日本武士發現，進行射箭訓練時，若沿著箭射出的途徑注視目標，他們的視力會有所提高。即使是視力正常的人，也會發現視力明顯提高。箭術大師會對弟子說：「先盯住整棵樹，之後盯住一枝樹枝，然後盯住一片樹葉，再來盯住葉脈，最後盯住葉尖。」不斷拉近目標視野，正是獲得清晰自然視力的關鍵！

第 13 章

治療 2 至 3 個屈光度的近視

Recovering Myopia from between 2 to 3 Diopters

　　這是中等程度的近視，2個屈光度是指你能清楚看到約五十公分的事物。你可以不依賴眼鏡，舒適地閱讀和從事書桌工作。但是在用電腦工作時，你總是要把螢幕拉近，才能讓影像落在視力範圍內。

　　3 個屈光度是指你能清晰看到三十五公分範圍內的東西。在此距離內，閱讀沒問題。但用電腦工作時，未免太短了。因此你的首要目標是要把度數減低1 至2 個屈光度，才能舒適地工作。

　　對於2至3個屈光度的近視，有幾項練習可供矯正：

1.使用繩索訓練，延長視力的遠點。你只要把遠點拉遠十五公分，近視就
　會減少到2個屈光度。

2.使用圖表交替訓練法，練習把焦點從近推到遠。開始時使用字體較大的視力表，當你有點經驗後，再轉爲字體較小的視力表。

3.當近視改善到接近2個屈光度時，你可以利用視力表進行訓練。此時，你或許會發現，你已能看到視力表下半部的字母。

4.接下來可以進行上述的晃動法，以及第一三五頁將會介紹的骨牌訓練法。

☺ 圖表交替練習法

　　這個練習的目標是訓練近點和遠點之間的轉化能力。你的焦點在手持的圖表和牆上的圖表之間不停轉移，從而培養準確的跳躍注視能力和良好的立體感。

1.站在距離圖表稍遠的地方，在這裡你要很拚才能看清楚圖表。

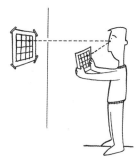

2.你手裡拿一張小的視力表，在心中大聲朗讀上面的三個字母。然後移動焦點，同時不斷眨眼，再閱讀懸掛在牆上的圖表，把接著的三個字母大聲地讀出來。

3.你可改變閱讀字母的方式，譬如正常地從左到右閱讀，或從上到下閱讀。你還可以逆勢操作從後往前閱讀；甚至，你可在其中一幅圖表中隨意選出三個字母，然後在另一幅圖表裡找出接著的三個字母。終極挑戰將會是從兩幅圖表中選出字母，以拼出一個名字。總而言之，最

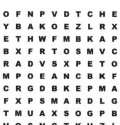

```
O F N P V D T C H E
Y B A K O E Z L R X
E T H W F M B K A P
B X F R T O S M V C
R A D V S X P E T O
M P O E A N C B K F
C R G D B K E P M A
F X P S M A R D L G
T M U A X S O G P B
H O S N C T K U Z L
```

```
O F N P V D T C H E
Y B A K O E Z L R X
E T H W F M B K A P
B X F R T O S M V C
R A D V S X P E T O
M P O E A N C B K F
C R G D B K E P M A
F X P S M A R D L G
T M U A X S O G P B
H O S N C T K U Z L
```

重要的是樂在其中，你要從訓練中獲取樂趣！

4.為了提升眼睛的聚焦能力，你可站近一點，也可站遠一點，嘗試讓眼睛從最遠的距離看清楚圖上的字母。你手上拿著的圖表也一樣，可以拿遠一點或拿近一點。若你要改善近視，可以把圖表盡量遠移，若要改善遠視和老花，則可以把圖表盡量地拉近再拉近。

5.每次訓練持續幾分鐘，然後以掌療讓眼睛休息一下，目的是讓自己能更快、更準確地完成訓練。每次最多練習五分鐘，然而要記住，練習的頻率要盡量提高。

你可以在學校或公司進行這個訓練。將注視焦點轉換移動，增加些挑戰性，把視覺模糊區不斷往後移。這樣具體的訓練對中等程度的近視非常有效。若想鞏固練習成果，你還可以進行長號訓練法（拉近和推遠，參照第一八六頁）。

☺骨牌練習法

這也是一種晃動法，是由奧爾德斯‧赫胥黎（Aldous Huxley）在一九四三年出版的《看的藝術》（*The Art of Seeing*）書中介紹的，訓練目的是讓眼睛學習放鬆來提高視力。黑色的骨牌和白色小點之間存在強烈的對比，可讓你輕鬆取得良好成效。我發現骨牌訓練法對於低於2或3個屈光度的近視有很好的治療作用。

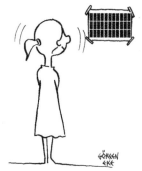

1.先掌療眼睛一分鐘。

2.找一個合適的距離，讓你清晰看到骨牌，然後向後跨一大步，骨牌圖案開始變得柔和下

來，注意不是模糊，僅是柔和。

3.慢慢轉動頭部，讓眼睛掃視第一行的骨牌。你不能緊盯於某一張牌，只是飛快地掠過。留意白色的邊緣，每張骨牌的邊緣和白色的點點。

4.閉上眼睛，持續移動頭部，就像剛才看第一行骨牌一樣。當你進行此練習時，盡可能緩慢地吐氣。

5.張開眼睛，盯住骨牌，就像它們在擺動一樣，注意有什麼改變。當你的視力改善時，可以再站遠一點。

6.再一次閉上眼睛，在腦海中掃視第一行骨牌。

7.張開眼睛，掃過第二行骨牌；輪流張合眼睛掃遍那一頁，就像你正一路閱讀到圖的最底端。

把骨牌圖當成視力表來看。讓你的心思透過加總骨牌上的點數變得更為投入。當你看的時候讀出點數的加總。比方說，第一張骨牌上有三點，第二張有兩點和六點，共八點，如此類推。你甚至可把一整行的骨牌數都加起來。每天玩三、四次，你很快就會發現視力「忽然間」變好啦！

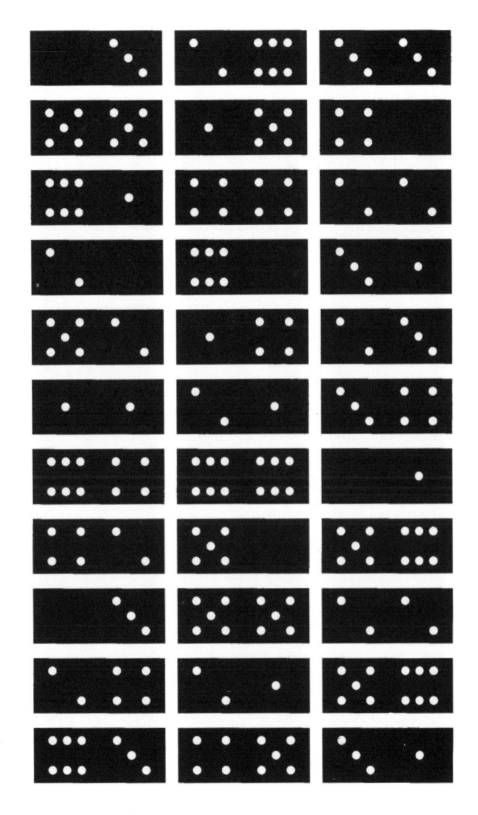

第 14 章

如何治癒超過 4 個屈光度的近視

Recovering More Than 4 Diopters of Myopia

　　若你有4個屈光度的近視，就只能在二十五公分以內清晰地看到東西，對於閱讀和工作都極為不便。如果近視度數更深，你看到的範圍就更小，必須時刻戴著眼鏡才能發揮功能。

　　近視超過4個屈光度的訓練原則：

・配戴矯正度數比實際所需少1個屈光度的眼鏡，以讓眼睛有改善的空間。

・確保你的眼睛有足夠能量進行訓練，能量不足將影響進步。

・先在繩索上下功夫，讓雙眼近點和遠點一致，然後再把遠點推遠。

・隨著視力改善，把眼鏡度數降低。

若你的近視度數為4至14個屈光度，請從事心理建設，因為可能需要經年累月的視力鍛鍊。重拾清晰自然視力之前，你的眼球恐需經歷重大變革。首先，請改戴度數較低的鏡片。如果你還是將眼鏡或隱形眼鏡的度數配足，會過度依賴它們，而自己的眼肌卻停止聚焦，變得鬆弛，失去其應有的正常狀態。

戴眼鏡會讓你的眼睛調節到眼鏡的度數。我的一位朋友為了逃避兵役，向朋友借了一副一千度的近視眼鏡，在體檢前戴了這副眼鏡一週。一如所料，他的視力低於軍方所要求的，故被拒於門外。他把眼鏡歸還朋友後，視力又恢復正常了。這個故事證明視力可在極短的時間內改變，就如前述，視力毫無疑問是被外在因素所影響。因此，少配1個屈光度的鏡片，可以讓你的眼睛在一天之中，逐漸適應並自然而然地產生改變。

欠矯

探討欠矯所導致之效應，其研究不多。東京醫科齒科大學名譽教授所敬和加部精一，於一九六四和一九六五年調查三十三個入學時有輕微近視的學童，在三年內的進展。當中十三個孩子長時間配戴足矯眼鏡，十個欠矯1屈光度，其他十個只在需要時配戴足矯眼鏡。

葛羅斯（Gross, D.A.）於一九九四年計算了那些沒有接受藥理治療孩子的近視增長速度。他指出那十一個時時刻刻戴上足矯眼鏡度數的孩子，每年平均的近視增長率為（±1個標準差）0.83個屈光度。但那五個欠矯的孩子，每年平均增長率僅為（±0.009個標準差）0.47個屈光度，近視增長率幾乎攔腰減半。

由以上研究可見，單單欠矯即可阻止近視加深。再加上視力鍛鍊，近視更易治癒。不過，僅僅戴上度數不足的眼鏡，並不足以根治。當然，如果你近視不深，這倒是最容易的方法！

僅僅戴上度數不足的眼鏡，並不能有效改善視力。它可能會減慢視力惡化的速度，但不可能帶來任何戲劇化的進步。不過，若能同時進行視力鍛鍊，度數不足的眼鏡就會成爲很好的工具。

　　文藝復興時期，保眼專業人士會借給你一副鏡架，每隔三至四天就降低一次鏡片度數，直至視力恢復正常。我猜想其中有個傢伙不知從哪兒弄來了個MBA學位，並且發想出，如此這般，即可讓顧客每年回購新鏡片！

　　除了配戴度數不足的鏡片，你還需要做兩種訓練才能讓眼睛恢復正常，第一種是讓能量重新注入眼睛的訓練，第二種是積極主動的訓練眼睛，以將清晰點向外擴展。

☺ 能量練習

　　眼睛是頭腦運作的一部分，在觀察事物時會消耗大腦高達三十％的能量。故不難了解，眼睛需要大量自由流動的能量。幾個屈光度之內的近視，其後果之一就是眼睛缺乏能量。華人常稱這種供給生命的能量爲「氣」。

　　這個練習分爲兩部分，首先從眼睛卸去老舊和疲累的能量，然後注入一股嶄新來源的生命力。其目標是給你的雙眼充沛的能量，讓它們能生氣勃勃地回應視力鍛鍊。我正是透過這個練習來治好視力。它是建基於蔡國瑞大師研發的氣場療法，又稱「般尼克能量療癒」（Pranic Healing）。

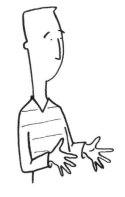

1.雙手輪流以大拇指尖輕觸另一隻手的掌心，再用力地甩手。

2.選用一隻你比較寵愛的手，四指輕合，形成一支想像的箭。閉上眼睛，再想像一股蘋果綠的柔和

能量，從掌心流到輕合的手指上，形成一注綠
色的能量。舉起手，引導這股能量流向眉心的
能量中心。想像這股能量，源源不絕地從指尖
流向眉心，讓眼睛充滿能洗滌一切的蘋果綠能
量。維持這個狀態，吐納六至八次，接著把手
放下。

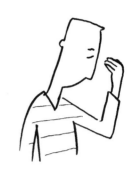

3. 接著，想像你戴著透明綠色或紫色能量的手套。能量從你指尖伸延出約
   十公分（五吋）。以此延伸能量的手指，挖除眼睛的疲累和陳廢的壓
   力。切記要將眼睛一路清理暢通，直到眼球後方，就會感到所有疲累和
   壓力都一掃而空。

4. 現在想像薰衣草色或淡紫羅蘭色的能量從掌心
   流出，指引這股能量流向你雙眼之間的能量
   點，這股薰衣草能量會為你整個視覺系統提供
   新的力量。維持這個狀態，呼吸六至八次。

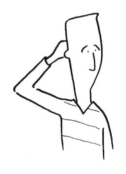

5. 右撇子的人，請把頭轉向左方，找出後腦勺與
   眼睛同高度的能量點。

6. 投射出蘋果綠的能量，約略清理能量中心。將
   白色能量投射至腦後，想像這股能量從指尖流
   向腦後。這會灌能給位於後腦勺的視覺皮層。
   持續這個動作，補充能量，使其流向腦部中
   央，並在那裡分成兩注，追隨並補充視覺神經
   的能量，再流向眼後，為視網膜、視網膜中心
   窩、眼部附近的肌肉、水晶體、角膜，甚至眼

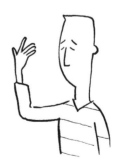

皮提供能量。想像你的眼睛充滿絢爛的白光，讓
直覺幫助你決定是否足夠！

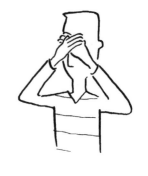

7. 想像你的手是個沾有天藍色能量的油漆滾筒。在
你已投射於眼中的能量周圍刷個幾回，漆上一層
藍色，就可穩定能量。

8. 最後，磨擦雙手直至溫暖舒適；以三十秒掌療來
結束練習。這時，也許你會看到璀璨的五顏六色
像漩渦般到處打轉，這正是被你身體系統所吸收的能量。

最初我看不到顏色，所以如果你也看不到，請別太介意，因為情況會逐漸
改善。無論如何，請記住，你的能量可被意願所引導。亦即「能量追隨思
緒」！如果你覺得想像顏色很困難，可以在開始練習前，先看看各種顏色的
樣本。

這個訓練十分有效，會很快恢復眼睛的核心能量。你的眼睛會感到潔淨清
新，周圍的顏色看似更為光亮。

注意：你眼睛內的能量可能會過多，覺得頭部好像被能量塞爆了。

補救之道：掃除多餘的能量，或是靠在一棵樹旁，因為樹木能自動平衡你
的能量。

為取得最佳效果，得要每兩小時練習一次。首要目的是讓眼睛有足夠的能
量，使它們整天都感到舒適。如果你配戴超過兩個屈光度的眼鏡，就會明白
一旦摘掉眼鏡，眼睛即會疲累酸澀，如同汽車電瓶不足，必須多次點火才能
發動。你的首要目標是使眼睛恢復適切的能量水平。接著就能產出更多的能
源，讓你的眼睛對視力鍛鍊產生反應。眼睛欠缺能量，一切都將徒勞無功！

此訓練係改善近視的關鍵，應每兩小時做一次，直到眼睛蓄積適度能量。

我班上有位來自菲律賓馬尼拉的學員，三天內便能恢復3個屈光度的視力。這位女士每半小時練習一次，星期五早上她還有6個屈光度的近視，但到了星期日晚上，已經減至3個屈光度。

從能量的角度來看，攸關視覺的知識仍未被大眾廣泛知悉，遑論其改善之道。其實，能量是恢復視力的關鍵。我的學員透過練習，近視改善了5個、7個甚至8個屈光度。這些進展有根有據，他們都得定期回檢，因為所需的鏡片度數越來越低！

☺ 繩索練習法

繩索練習的設計，提供了一個可以檢測視力參數的量化工具。普羅大眾多半不懂屈光度的意思，而繩索練習提供了一個確切又可量測的回饋。你僅需要一條一點五公尺長的繩子、一枝彩色筆、一張書籤形狀的紙或卡紙，以及一把捲尺。

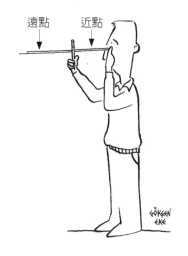

1. 首先，我們要測量每隻眼睛的視力範圍——把繩子的其中一端置於眼睛下的顴骨，另一端繫於椅子或其他東西上。

2. 用一張書籤形狀，印有鮮艷顏色大字的紙張或卡紙，緊臨繩子放著，將書籤慢慢地從繩子另一端移近自己；一旦稍有不清，就立刻停下來。此處得強調「清晰」一詞，因為心智要明白，我們追求的是一清二楚的視力，故傳送此訊息是很重要的！用其中一枝彩色筆，標註該點於繩上，即最近的視力清晰點。在大多數情況下，這一點並不難找，它應該距離

你的眼睛十五公分之內。

3. 接著，我們要在繩子上找出遠點。你可以慢慢把卡紙移遠，當發現文字不再清楚，那就是遠點。在繩子上標出清晰視力的遠點，你現在已測量出此際那隻眼睛的視力清晰區。到目前為止，此練習僅提供一個標竿，讓你看到自己的進步如何。現在我們真的開始上路，做些訓練吧！

4. 單眼緊盯著筆，在遠點前五公分處來回移動。然後移至遠點外的五公分。你的眼睛便開始聚焦在越來越遠的地方。專注呼吸，目光移遠時呼氣，移近時吸氣，慢慢地做，你會發現當筆越推越遠時，眼睛的聚焦能力會慢慢提升，每次只需做五分鐘，不過請盡量每天做十次。

繩索練習對於訓練聚焦能力格外有效，在醫學上稱為「調節」。你會不斷感到進步，因為它可大幅躍升你的視力。如你有5個屈光度的近視，你的遠點大概落在距離繩子末端二十公分之處。然後讓目光來回於遠點前後五公分之間。一旦你看到遠點標記推遠了五公分，就表示你的視力恢復了足足1個屈光度！

與遠點之距離	屈光度
100 cm	-1.0
75 cm	-1.5
50 cm	-2.0
40 cm	-2.5
33 cm	-3.0
28 cm	-3.5
25 cm	-4.0
22.5 cm	-4.5
20 cm	-5.0
18 cm	-5.5
15 cm	-6.0
14 cm	-7.0
12.5 cm	-8.0
11 cm	-9.0
10 cm	-10.0

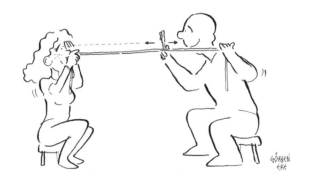

檢查雙眼並比較其遠近兩點，近點應該距離繩子尾端處最多十五公分。若你的近視度數很深，那麼近點可能頗接近尾端。如出現此情況的話也不必擔心。相反，若近點落在十五公分外，那就表示你患有遠視或老花。如果你已有近視，通常問題不會太嚴重。

比較雙眼的遠點，它們應該一模一樣。若有不同，表示你有視差型弱視，亦即你一眼強過另一眼。這是你應優先處理的問題。若掉以輕心，較弱之眼就可能惡化成弱視；這表示大腦停止接收從該眼傳入的信號。這個情況通常只會慢慢出現，讓人難以察覺。

為糾正雙眼的失衡，要用較弱的眼睛從事繩索練習，直到兩眼視力一致。繩索練習對於恢復弱視眼睛的視力，是十分有效的！

☺ 來來去去練習法

我認定近視是一種積習使然的功能性現象，因此無時不在找尋有效的練習，一如西藏輪圖之於矯正散光般有效。近視的主因是斜肌壓力太大，加上眼科醫生所稱的「過度調節」，也就是說，水晶體附近的睫狀肌經常處於壓力狀態。這是想把遠處景物看清楚時，常有的現象。尤其是過度使用電腦後，更為嚴重。也就是說，你在拚老命的看！

肩頸僵硬時，你會挪動頭部和肩膀，放鬆肌肉，以釋放壓力。這是身體一切運作的基本原則。問題是，如何運動才能放鬆眼睛的兩塊斜肌？

眼肌成雙成對地運作，負責眼球所有的轉動。然而，眼睛轉動的主要力量，是由成對的肌肉所達成，這是拉扯與保持之間的流暢關係。在你追蹤小鳥飛越兩樹之間，或者閱讀此頁時，這個動態會讓你的眼睛保持流暢力。一般來說，此一過程自然而發，不費吹灰之力。但不管成因為何，一條以上的

眼部肌肉過分緊繃，會自動使眼球受不相稱壓力的影響，形成不良的壓力模式。彼得‧格林於一九八〇和一九八一年，以機械工程理論來探討近視現象，顯示斜肌的繃緊會讓眼睛後方壓力升高，導致眼球明顯拉長，也就是近視。

我觀察眼部肌肉的運作時，注意到當眼睛轉向鼻尖時，多數由斜肌操控。來來去去法有助於伸展斜肌，對近視的人特別有益。

這個練習沿著你正前方的中間線進行，頭部保持不動，只移動眼睛。

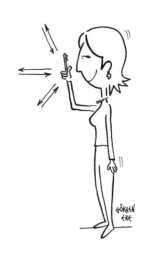

1.以筆或一隻手指，慢慢把它從下方貼近身體，直至鼻尖。全程盯著筆，直到觸碰鼻尖，此時雙眼朝鼻子內聚成鬥雞眼。

2.接著，很慢地將筆水平推離身體。持續盯著筆，直到拿筆的手伸直。現在看看較筆更遠之處，四處流覽，留意你看到了什麼。清楚與否並不重要，重要的是把訊息傳送給大腦，讓它知道你希望看到更遙遠的距離。
再次盯著筆，慢慢把它移回來，直到碰到鼻尖為止。持續盯著筆，直到真真切切碰到鼻尖。

3.接著把筆向上移，眼睛繼續望著筆，這是「去」的動作。然後把筆移下來，觸碰鼻尖。

4.繼續極慢地從事這些動作，保持流暢簡捷，總共大約五次。注意眼部肌肉有何變化，如果會酸，停一會兒再繼續練習。來來去去法對於任何種類的近視都有好處，尚可協同其他適宜的練習，合併操作。

做完練習後，你極可能會覺得眼睛後方的肌肉宛如做了場「健身操」。但請避免對斜肌過分施壓，一旦感到疼痛，便應停止。這個練習很方便，在許多場合都可實施，而不至造成他人側目。近視度數越高，此練習越顯重要。

第 15 章

老花眼

Presbyopia

很多人到了四十五歲上下就會為老花眼所苦，閱讀時需要老花眼鏡。第一個徵兆，你會發現在微弱光線下閱讀有所困難。譬如，在昏暗的餐廳裡看不到菜單。你會發現閱讀小字時很困難，要將文件拿得遠遠的，即使伸直了手臂也不能達到適合的位置，無論怎麼瞇眼看，也沒有用。

很遺憾，視光師總鐵了心，認為四十開外就得配戴老花眼鏡。我碰見很多個案，病家連檢查都不檢查，就被告知應考慮配戴雙光眼鏡。於是人們自動假設，步入中年後，若不依賴眼鏡，必將喪失閱讀能力。很不幸地，這是個眾口鑠金的迷思。

老花視力下降的程度，與年齡呈高度線性的正比關係，簡直可用個對照表

來表達。十歲時，你大概擁有20個屈光度的聚焦能力；年方三十，調節力已降成一半；四十歲時，三分之二就拜拜了！若調節或聚焦能力少於5個屈光度，就已被視爲老花；六十歲，聚焦能力就形同虛設。保眼專家認爲，五十歲以上的人，老花人人有獎。幸好，此一說法並非全然屬實。

解釋老花成因的理論，主要有兩種：

1.影響力極爲深遠的德國科學家荷姆赫茲認爲，老花是水晶體硬化所造成的。

2.荷蘭眼科專家丹德斯則認爲，懸垂著水晶體的睫狀肌鬆弛才是主因。

在過去的一百三十五年內，此一領域之研究，一向沒有明顯進展。此際，多數視力保健專家仍作如是觀。

然而，並非所有人都同意上述理論。

沙拉丁（Saladin）和史塔克（Stark）於一九七五年曾研究睫狀肌的強度，並發表了相關論文。他們發現在雙眼調節後，睫狀肌仍然持續收縮，顯示肌肉具有額外的力量，進一步收縮。塔姆（Tamm）等人亦曾於在一九九二年發表文章，指出就算人類活到一百二十歲，睫狀肌的力量也不會歸零。

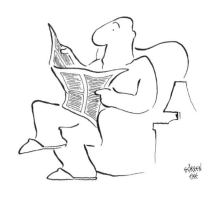

我的老花經驗讓我相信，老花的處理，易如反掌。在眾多光榮殲滅老花眼鏡的個案中，有個主角是我暑假去伊利諾州拜訪的好友。在那之前數月，她被診斷出需要配戴老花眼鏡。碰巧因我正要去教視力鍛鍊課程，因此她沒有外出去買。其實我那時並不知道她有需要配戴眼鏡。事實上當我在教導她另外的朋友時，她竟然自行摸索出竅門。結果時至今日，仍可不戴老花眼鏡，看得一清二楚。

此時你該做的是，移動雙眼，將眼睛從非常小的細節（譬如小號字體）一路看到大字體，先看中等距離的事物，再看遠距離的事物。這樣的習慣可讓眼睛保持靈活，你就能輕鬆地閱讀很長很長的時間。

另一個很容易矯正老花的案例，來自一位眼科學教授的朋友。這位朋友配戴著老花眼鏡。教授參觀我的訓練班後不久，我開玩笑地邀請他們來參加隔天的課程，條件是他得學習如何擺脫老花眼鏡。第二天在課程中，我介紹他朋友如何逐步閱讀越來越小的字體。令教授大為驚訝的是，約十分鐘內，他朋友已能閱讀極小的字體了。閱讀小字遠比一般字體更具挑戰性。隔年，教授把那天他所學到，那導致老花眼鏡銷售量腰斬的老花眼練習，分享給另外一群眼科醫師們。更有趣的是，他分享視力鍛鍊課程給他病患的那年中，病人數量反而越來越多了。

在愛爾蘭科克市的晚間工作坊，我遇到一個十四歲男孩，配戴凸透鏡已經整整八年（超過他一半的年紀）。我跟他說，全世界最快學習幹掉眼鏡閱讀的世界紀錄是十五分鐘，如果他能打破這個紀錄，我會在世界各地的工作坊上提及他的名字。結果他在十分鐘內就完成了這項事蹟，能夠循序漸進地閱讀越來越小的文字。

我認為老花的產生是因為年齡增長，讓肌肉變得不再靈活所致。我們

四十五歲時，不可能像十五或二十五歲時那樣身手矯捷，眼部肌肉也不例外。因此這就是所謂的眼睛太極操——能將字體越讀越小的能力極為有用！

視力鍛鍊的鼻祖貝茲醫生，曾於一九二二年，將其所發現的老花治療的有趣經歷，記於其著作《更好的視力》（Better Eyesight）。

☺ 貝茲探尋老花療癒之旅

貝茲醫生記述了這件發生在一九一二年的插曲。有一位朋友託他讀信，但他卻花了很多時間來找老花眼鏡，情況甚為尷尬。

……既是朋友，他就敢言人所不敢言。在許多意見相左處之一，他用尖酸刻薄、語帶譏諷的口吻說：「你總是教病人擺脫眼鏡，為什麼不先治治你自己？」我永遠不會忘記這番話對我的激勵與鼓舞。我千方百計藉由專注地、死命地、認真地、努力地練習，希望讓自己能夠近距離地閱讀報紙。……我諮詢了催眠專家、電學專家及神經學專家。一位精神分析權威人士耐心地接受我的諮詢。我盡量言簡意賅地解釋了視網膜鏡診斷近視的方法。

當我雙眼放空，望向遠方時，他檢查我的眼睛，結果是正常的。但是當我試圖看到遠方某個距離的事物時，他卻發現我雙眼聚焦在近距離的閱讀範圍內，也就是近視。當我盯住閱讀範圍內的小字，試圖閱讀它時，他發現我的眼睛聚焦到二十呎以外的距離，甚至更遠。我越是努力閱讀，焦點就偏離越遠。證據已經說話：看遠處事物時會過分疲勞，導致近視；同樣地，看近處事物時過分緊張，就是造成遠視的主因。

☺ 跌跌撞撞摸索出來的真理

最終幫助我，或者說唯一鼓勵我成功的人，是一位居住在布魯克林的主教。每天傍晚下班後，我要開約兩小時的車才能到達他的住處。他用視網膜鏡幫我做檢查，我竭盡全力將雙眼聚焦到近點時，他總是不斷鼓勵我，說我做得有多棒。可是幾週或幾個月下來，我並沒有取得任何進步。

但是，有天晚上，我注意到牆上的一幅圖畫，圖上幾處有些顯眼的黑點。看到那些黑點時，我想像它們都是漆黑的洞穴，有很多人在裡面走來走去。朋友告訴我，此刻我已可將雙眼聚焦到近點，可是我試圖閱讀的時候，雙眼又聚焦回到較遠的距離。

我面前的桌上有一本雜誌，上面有個廣告，用了非常醒目的黑字。我想像它們是一些無蓋的洞穴，有很多人在裡面走來走去。此時，我的主教朋友告訴我，我的眼睛已聚焦在近點上。於是我快速地流覽廣告，終於能夠閱讀它了。然後，我再閱讀報紙，同樣用漆黑的洞來想

▌近點的漂移

年齡增長，眼肌漸漸欠缺彈性，導致清晰區近點向外漂移。右表為一清晰區近點距離與年齡的概略對照表。

年齡	距離
50	40 公分
正常閱讀距離	35 公分
40	20 公分
30	14 公分
20	10 公分
10	7 公分

像，發現自己竟然能夠順利地閱讀了！

我們討論到底是什麼造成這樣的好處，是否為張力的作用還是什麼呢？我再次運用黑洞想像來閱讀報紙，結果失敗了！我根本完全無法閱讀。朋友問我：「你能否回憶起那些黑洞？」我的回答是否定的。他說：「那麼你閉上眼睛回憶吧。」當我再次睜開眼睛時，又能短暫地閱讀了。當我再度試圖回憶黑洞時，卻又再次失敗！

我越是努力地嘗試，就越難成功，我們感到非常困惑。我們廣泛深入地探討，忽然之間不費吹灰之力，我就回憶起黑洞，很明確的幫助我閱讀。我們繼續探討，為何我越是努力，就越是無法記起黑洞的存在？為什麼我未用力看，心理想其他的事情時，卻能清楚地回憶起來？這正是問題的所在。我們兩人興頭都很高，而且最後我漸悟到，放鬆時才能回憶起黑洞的存在。

我早已發現了真理，只有在完全放鬆的狀態下，才能獲得良好的記憶；當你有了完美的記憶力或者想像力，視力才能跟著完美。（貝茲，1922年;對原創性的強調）

老花的出現與過度的壓力有關，反而與年齡無關。如果你能釋放壓力與張力，就可以重新獲得近距離閱讀的能力。

☺ 視力鍛鍊法治療老花基本原則

‧將近點聚焦到眼前約十五公分處。

‧創造一個放鬆眼部肌肉的情境，使其盡量延展和收縮。循序漸進地閱讀不斷變小的字體，進而訓練眼部肌肉。

・訓練眼睛在不同光源下運作。

・訓練雙眼聚焦到眼前的書本或雜誌上。

　根據視力鍛鍊的觀點，老花的出現是眼部肌肉張力失去靈活性的結果。你十八歲時可徹夜狂舞，翌日仍可精神抖擻地上班上學，不致產生麻煩。到了四十五歲時，你已不再那麼靈活，肌肉柔軟的彈性大不如前，眼部肌肉同樣如此。因此，為了重拾良好的近距閱讀能力，你應舒展和放鬆眼部肌肉，以恢復良好的調節能力。

　為了恢復良好的閱讀視力，你需要做一些簡單的練習。這些訓練的目的是讓你的眼睛放鬆，眼部肌肉逐漸舒展，從而提升閱讀視力。一般來說，你會一直練到能夠舒服閱讀很小的字為止。這樣你即使在疲累時，仍然會有足夠能力去閱讀超級市場的標價，或在月光下查閱電話號碼簿，如果真有此一需要的話。

　時至今日，我們二十四小時都有充足的照明設備，因此我們荒廢了低光源

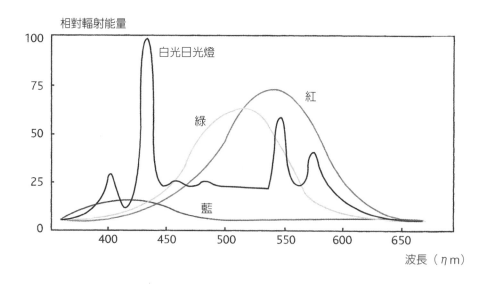

下的夜視能力，這是昔日在夜晚沒有照明光源時就擁有的天賦。眼睛使用了一套不同的感光細胞——視桿細胞，來偵測低光源；對明亮、鮮艷的事物則是視錐細胞。為了訓練你在不同光源下的閱讀視力，我建議你用種種不同的燈光來進行練習，直到你在一燭光下也能看到很小的字體。這樣你在各種光線之下，都能有良好的視力了。

對工作和閱讀最壞的光源是日光燈。日光燈常會放射很扭曲的光譜，譬如說，最常用的白色日光燈都缺乏紅色和藍紫色，這正是天然陽光中最強的部分。另外，日光燈投射的陰影非常少，陰影對眼睛判斷形狀十分重要，如果光線一致，腦部要很努力才能判斷物件的形狀。再者，日光燈的顏色只有陽光的一半，而且比較閃爍，導致眼睛過勞。這情況在電力供應波動的地區尤其普遍。

如果你工作的環境只有日光燈，我建議你增添座鎢絲燈或鹵素檯燈。它可以混和由日光燈投射出的顏色，為眼睛營造更好的環境。你很快就能察覺當

▍良好的閱讀光線

有專家研究比較過不同光線在書頁上的效果。晴天正午時分，被白紙反射的陽光為一千三百呎燭光（一呎燭光等於一枝蠟燭在一呎外發出的光度），而在戶外有陰影的環境下，反射的陽光則降至一百三十呎燭光。

在室內一百五十瓦的聚光燈泡下，讀數為一百三十呎燭光，跟晴朗的戶外一樣，但在一個相同距離的六十瓦燈泡下，同一頁的反射度只有二呎燭光。在天花板一個三百瓦燈泡的間接光源，讀數只有半呎燭光，而日光燈更只有四分之一呎燭光。難怪在日光燈下閱讀，會令人眼睛疲乏。

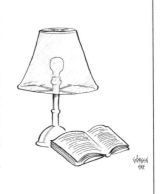

中的分別。我時常都要在只有日光燈的房間舉行研討會，沒過幾小時，學員眼睛便開始疲勞。因此我總是指定有天然光線的會場，不但天然ㄟ尚好，而且免錢！

另一個問題是雙眼內聚（兩眼聚焦在同一點的能力）。一隻眼睛經常會聚焦在紙上，另一隻卻跑到在數公分之外，在紙面上一前一後，讓人容易感到疲倦。在某些情況下，人們會出現單眼融像，亦即用一隻眼睛來閱讀，另一眼則用來看遠距離的東西。要改善此情況，就得使用聚焦視力表，訓練眼睛，融合雙眼看見的影像，成為一個三度空間的圖像。

☺ 你有老花嗎？

如果你有20/20的閱讀視力，你應該能夠在充足的日光下以正常距離閱讀這幾行字：

20/50	AbCdEfGhIjK135792468
20/40	AbCdEfGhIjK135792468
20/30	AbCdEfGhIjK135792468 在大多數情況下，你的閱讀能力應該OK。但在昏暗的情境下，閱讀則較為困難。
20/25	AbCdEfGhIjK135792468 你的閱讀視力不錯，與最佳視力只相差一些些。
20/20	視力好壞的判準包括：最後的結果、對視力的詮釋及眼睛所能覺察到的物品。
20/16	AbCdEfGhIjK135792468 恭喜，你擁有非常好的近距離閱讀視力！

左欄的數字是史奈倫讀數。注意，光的品質影響閱讀視力甚鉅。晚上在室內看此表，可能會比平時少看一兩行。最理想的是能在眼前十五至二十公分的距離，清楚看到20/20那一行。這是正常的近距視力，多數兒童都能在眼

前十公分的距離看到這些小字。

☺ 小字練習

貝茲醫生堅信，必須放鬆視覺系統才能閱讀小字，因此看小字對眼睛有益無害，這與普羅大眾的觀念背道而馳！

僅把小字拉到靠眼睛很近，你就無法閱讀了。當然，在如此近的距離，你瞭解不可能看得清楚。因而眼睛連試都不去試，所以就放鬆了下來！另一個作法是，眼睛閉合幾秒鐘，同時看看這些小字，查覺有無變化。

如果近點視力開始衰退，或邁入所謂老花年紀，則不妨學習我偶遇的那位可敬長者的做法。找出一個非常細小的字樣，每天閱讀個幾次，開始時在充足的陽光下閱讀，然後嘗試用不同的燈光。逐漸把它移近眼睛，直到你能在十五公分或甚至更小的距離內閱讀。你也可以用攝影的方法把字體弄小，再如法炮製，繼續練習。這樣你就得以解脫。你不僅不再需要配戴老花眼鏡，連各種惱人的眼睛毛病也不再出現。老天就是要你擁有自然的清晰眼力！

這個練習要在日光充足，照亮書頁的情況下進行。閱讀以下的文字前，先脫下眼鏡，用掌療讓眼睛休息幾分鐘。接著把書上下顛倒，眼睛快速掃描兩行之間的間距，同時想像背景跟從水面或雪地反射的陽光一樣白，保持良好的深呼吸。就如同閱讀般繼續快速掃描空白的地方。一直看到這頁最後一行，此時把書回正，檢視你能多看多少個字和段落。

你沒有必要閱讀以下每個段落，因為每段都是同一篇文章，只是字體大小不一。用五分鐘來做這個練習，或直到你可看到最後一段為止。在一個手臂長的範圍內看以下的文字。你首先會發現文字開始變得清楚，接著是句子，最後整段也會清楚起來。

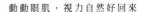

有些人在這個過程十分快速；另外的人，則要練習幾次才能放鬆，讓眼睛調節。透過這個練習，讓你的眼睛更加靈活。如此，你就可發掘更多的可能性。你會知道視力變清晰後感覺會如何，這實在令人玩味，不是嗎？如果能夠看到如此小的字體，我會有什麼感覺呢？

如果近點視力開始衰退，或邁入所謂老花年紀，則不妨學習我偶遇的那位可敬長者之做法。找出一個非常細小的字樣，每天閱讀個幾次，開始時在充足的陽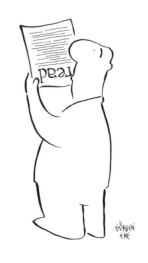光下閱讀，然後嘗試用不同的燈光。逐漸把它移近眼睛，直到你能在十五公分或甚至更小的距離內閱讀。你也可以用攝影的方法把字體弄小，再如法炮製，繼續練習。這樣你就得以解脫。你不僅不再需要配戴老花眼鏡，連各種惱人的

眼睛毛病也不再出現。老天就是要你擁有自然的清晰眼力！

如果近點視力開始衰退，或邁入所謂老花年紀，則不妨學習我偶遇的那位可敬長者之做法。找出一個非常細小的字樣，每天閱讀個幾次，開始時在充足的陽光下閱讀，然後嘗試用不同的燈光。逐漸把它移近眼睛，直到你能在十五公分或甚至更小的距離內閱讀。你也可以用攝影的方法把字體弄小，再如法炮製，繼續練習。這樣你就得以解脫。你不僅不再需要配戴老花眼鏡，連各種惱人的眼睛毛病也不再出現。老天就是要你擁有自然的清晰眼力！

如果近點視力開始衰退，或邁入所謂老花年紀，則不妨學習我偶遇的那位可敬長者之做法。找出一個非常細小的字樣，每天閱讀個幾次，開始時在充足的陽光下閱讀，然後嘗試用不同的燈光。逐漸把它移近眼睛，直到你能在十五公分或甚至更小的距離內閱讀。你也可以用攝影的方法把字體弄小，再如法炮製，繼續練習。這樣

你就得以解脫。你不僅不再需要配戴老花眼鏡，連各種惱人的眼睛毛病也不再出現。老天就是要你擁有自然的清晰眼力！

如果近點視力開始衰退，或邁入所謂老花年紀，則不妨學習我偶遇的那位可敬長者之做法。找出一個非常細小的字樣，每天閱讀個幾次，開始時在充足的陽光下閱讀，然後嘗試用不同的燈光。逐漸把它移近眼睛，直到你能在十五公分或甚至更小的距離內閱讀。你也可以用攝影的方法把字體弄小，再如法炮製，繼續練習。這樣你就得以解脫。你不僅不再需要配戴老花眼鏡，連各種惱人的眼睛毛病也不再出現。老天就是要你擁有自然的清晰眼力！

如果近點視力開始衰退，或邁入所謂老花年紀，則不妨學習我偶遇的那位可敬長者之做法。找出一個非常細小的字樣，每天閱讀個幾次，開始時在充足的陽光下閱讀，然後嘗試用不同的燈光。逐漸把它移近眼睛，直到你能在十五公分或甚至更小的距離內閱讀。你也可以用攝影的方法把字體弄小，再如法炮製，繼續練習。這樣你就得以解脫。你不僅不再需要配戴老花眼鏡，連各種惱人的眼睛毛病也不再出現。老天就是要你擁有自然的清晰眼力！

如果近點視力開始衰退，或邁入所謂老花年紀，則不妨學習我偶遇的那位可敬長者之做法。找出一個非常細小的字樣，每天閱讀個幾次，開始時在充足的陽光下閱讀，然後嘗試用不同的燈光。逐漸把它移近眼睛，直到你能在十五公分或甚至更小的距離內閱讀。你也可以用攝影的方法把字體弄小，再如法炮製，繼續練習。這樣你就得以解脫。你不僅不再需要配戴老花眼鏡，連各種惱人的眼睛毛病也不再出現。老天就是要你擁有自然的清晰眼力！

如果近點視力開始衰退，或邁入所謂老花年紀，則不妨學習我偶遇的那位可敬長者之做法。找出一個非常細小的字樣，每天閱讀

個幾次，開始時在充足的陽光下閱讀，然後嘗試用不同的燈光。逐漸把它移近眼睛，直到你能在十五公分或甚至更小的距離內閱讀。你也可以用攝影的方法把字體弄小，再如法炮製，繼續練習。這樣你就得以解脫。你不僅不再需要配戴老花眼鏡，連各種惱人的眼睛毛病也不再出現。老天就是要你擁有自然的清晰眼力！

如果近視力開始衰退，或邁入所謂老花年紀，則不妨學習我偶遇的那位可敬長者之做法。找出一個非常細小的字樣，每天閱讀個幾次，開始時在充足的陽光下閱讀，然後嘗試用不同的燈光。逐漸把它移近眼睛，直到你能在十五公分或甚至更小的距離內閱讀。你也可以用攝影的方法把字體弄小，再如法炮製，繼續練習。這樣你就得以解脫。你不僅不再需要配戴老花眼鏡，連各種惱人的眼睛毛病也不再出現。老天就是要你擁有自然的清晰眼力！

如果近視力開始衰退，或邁入所謂老花年紀，則不妨學習我偶遇的那位可敬長者之做法。找出一個非常細小的字樣，每天閱讀個幾次，開始時在充足的陽光下閱讀，然後嘗試用不同的燈光。逐漸把它移近眼睛，直到你能在十五公分或甚至更小的距離內閱讀，你也可以用攝影的方法把字體弄小，再如法炮製，繼續練習，這樣你就得以解脫。你不僅不再需要配戴老花眼鏡，連各種惱人的眼睛毛病也不再出現。老天就是要你擁有自然的清晰眼力！

　　恭喜！如果你在人造光線和天然光線下都能舒適地閱讀這些字，那麼你便有20/20的視力。要維持完美的視力，每個月至少要看這麼小的字體幾次，甚至更小。選些你極感興趣的讀物，用影印機把雜誌或文章字體縮到這麼小。接著以正常光線和僅僅一支蠟燭閱讀，然後喝杯葡萄酒嘉獎自己。當你能以超微弱的燈光來閱讀，也就是訓練你的視覺系統在極微弱的光線下舒適的運作。現在找個房間內最暗的角落，再看這篇文章，現在如何？從今天開始，每星期練習一次，你的視力終生都會很好。

　　如果你能在白天閱讀這些字，那就表示你有完美的視力，而大多數人只能在陽光下閱讀這些小字。繼續嬉耍閱讀小字的能力，便可維持最佳的近距視力。

　　下一步是檢查兩眼視差，看看你能否輕易閱讀小字文章。閉上左眼，如果你要移動書本，那就表示兩眼有差別。現在換眼，用右眼看小字。同樣地，若要移動書本就表示兩眼有視差。

　　要平衡雙眼的閱讀距離，閉上近點較近的眼睛。把書本盡量移遠，但眼睛仍要看得清楚。為了鼓勵眼睛好好調節，開始把書本慢慢移近，讓字體逐漸模糊。現在眼睛會開始嘗試些微不同的

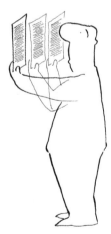

調節，而且多數都會成功。

　　持續從事這個前後移動書本的練習，直到雙眼可在相同距離閱讀為止。

　　最後，你要訓練眼睛在不同的光線環境下閱讀。在光亮的白天，視錐細胞十分活躍，讓你擁有清晰的視力。當光線昏暗時，會比較依賴對光線高度敏感的視桿細胞。因此，你使用的感光細胞會自然地移轉類型，讓你有能力在極暗的環境中看到小字。此情況一如早先所提及，在月光下查閱電話號碼。透過訓練後，你在昏暗的餐廳裡也能輕易閱讀彩色的菜單了。

　　如果你能在晴朗的白天閱讀以上文章，就開始嘗試在逐步變暗的光線下閱讀。步入房間，看看這會如何改變你的閱讀能力。繼續試試不同的亮度，直到你能夠在燭光下看到小字。

☺ 懶人眼（弱視）閱讀練習

　　這個練習的目的是開發近點和遠點之間聚焦的靈活性，並且磨利聚焦能力，幫助你順暢地閱讀，不至退化。

1. 找一本大量空白，行距較疏落的書或雜誌，拿在面前時你會覺得字體有點模糊。
2. 把書本上下顛倒，讓你無法閱讀那些文字。
3. 目光在頁邊空白處，溫柔慢慢地游走幾次，想像你是從腦後看著它。
4. 在頁面上方的角落選定一點，然後，在房間內距離較遠處選定另一點，譬如一盒舒潔面紙。

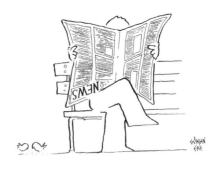

5.讓眼睛在書上那點跟面紙盒之間來回游走。

6.接著掃視空白行距，從上往下看，就像在閱讀一樣。看到一半時，你會覺得一切都比之前清晰，但不要勉強看清楚，繼續看就行了。

7.看到最下面時，把書或雜誌顛倒回來，延著第一行字下方的空白處去看。

8.現在閉上眼睛，從記憶深處想像你在第一行字下方的空間，來回塗上白色。

9.張開眼睛，掃描前頭幾行之間的空白處，想像它們就像燦爛陽光下的白雪一樣明亮。重複做幾次，或者眼睛不停閉合。

10.現在讓視線游走於各行　字上方空白處，但不要試圖閱讀。

11.轉移視線到別處，再回到書上。你會覺得黑字更黑，而白色的間距比之前更白，每個字都更醒目了。

每天花十五分鐘做這個練習，往後數週之內，你可以把字體逐漸縮小，直到能輕易閱讀小字。

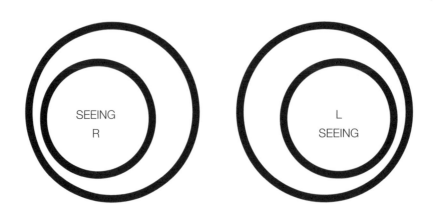

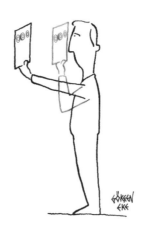

☺ 圓圈練習法

這個練習可訓練你中央眼肌與聚焦肌肉的合作。

通常內斜肌肉鬆弛時，你會自動過分聚焦，閱讀時近點會被推到書頁以外，因而有機會導致老花和散光。

把這頁放好，讓圓圈靠近你的眼睛。左圈和右圈會同時浮起，在中間形成一個三度空間影像。現在，內圈浮於外圈之上，猶如一個多層蛋糕。

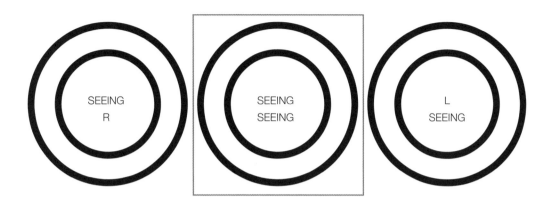

「SEEING」一字，浮於最上方。你會看到兩個字，一個在上，一個在下。

當你看到「R」和「L」，就表示雙眼融像不盡理想。完美的定位是見到「SEEING」排成兩行，最完美的定位是一行整齊地排在另一行上，而不會看到「R」和「L」。

保持這個影像，慢慢把書移開，直到一臂之遙。你應該可以維持此一融像效果，影像在十五公分至一臂之遙的距離都能完美聚焦。接著移開視線，然後重新再看，你應可即時看到融合的影像。

每次練習幾分鐘，時常練習，直到你能很頻繁地看到影像。若感到眼部肌肉開始酸痛，便應停止。這個重點在於開發肌肉彈性，所以別太用力！

把圖放在你習慣的閱讀距離，開始慢慢地順時鐘方向轉動。逐漸地，圓圈越轉越大。再以逆時鐘方向重複一次，就可訓練眼睛整頁的融像能力了。

最後，你應可從近處到一臂之遙，都看得到完美的融合影像。同時在移開視線後，再看一次仍可瞬間看到完美融像。若能達到此一境界，你就可以停止圓圈練習了。

第 16 章

遠視

Hyperopia

　　遠視好發於幼兒。顧名思義，你的遠距視力良好，然而近活動距造成不適。研究顯示，多數嬰兒皆有約1個屈光度的遠視；但在自然成長過程中，視力會逐漸正常，只有約十％的幼兒在學齡期仍然有遠視。

　　遠視的產生與閱讀和學習過程有關。譬如，一九八九年羅斯納（Rosner J.）比較了那些功課不好的孩子的視力特徵，意外地發現，大約五四％都患有遠視。至於那些成績優良的小孩，超過半數都患有近視，只有十六％是遠視。於一九八九年所作的研究中，羅斯納和賈伯（Garber）觀察了七百一十個六至十二歲的學童，發現患有遠視的小孩中，高達八二％有顯著的視覺分析困難。而近視的孩子中，只有十四％有上述困難。

攸關遠視的閱讀問題，一般而言，導因於額外大量而讓精神緊張的閱讀。結果他們傾向儘可能逃避閱讀。尤其近點的聚焦產生壓力，形成遠視。

不難理解，視力問題與學習息息相關。孩子的學習困難往往會造成生活上其他方面的障礙。眼球的緊張是遠視的肇因，這也許是在迷惑不清的情況下，為了維持穩定所產生的抗拒反應。

視力保健專家針對兒童遠視情況主要有兩種做法。一派思維是會為患者配備凸透鏡來紓緩眼部緊張。一九八六年英葛蘭（Ingram）等人認為，如果不處理遠視問題，有可能會導致弱視或斜視。另一派思維，係一九八二年勒布（Raab E.）所主張，即使是7個屈光度，也不鼓勵使用透鏡來矯正，其邏輯是兒童眼部的聚焦能力很強，要應付遠視問題，綽綽有餘。

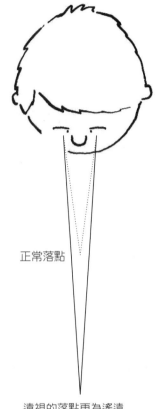

正常落點

遠視的落點更為遙遠

如此，父母的兩難是——當第一個醫生叫你不要配戴眼鏡時，另一個醫生則說，不戴就會有這個問題和那個問題。最好的方法是，在孩子的確表現強烈「需求」時，才為他配戴。這些孩子看黑板雖不成問題，但閱讀近距物品時卻會出現眼睛疲勞、頭痛、注意力欠缺，甚至出現行為問題等狀況。

遠視與老花不同，後者是年紀漸長而形成的遠視，通常在四十五歲左右時出現。

根據視力鍛鍊的觀點，我們透過練習加強眼睛的近距離聚焦能力。這主要是針對肌肉的訓練，成效非常顯著。

☺ 視力鍛鍊治療遠視的基本原則

‧鼓勵整個視覺系統放鬆。

‧確保清晰視力的近點不超過距離眼睛十五公分。

‧有規律性地閱讀細小字體。

放鬆眼睛有好幾種方法，貝茲醫生的掌療法就是一個簡單又有效的例子。你只要像寒冬取暖般地摩擦雙掌。當雙掌變得柔軟溫暖時，捂著閉上的眼睛。你的掌心要直接蓋在眼睛上。手指的效果不大，手掌的溫暖以及手和眼的兩極對立，才能夠讓你的雙眼真正放鬆。

另一個放鬆眼睛的極佳方法是，將茶包敷在閉著的眼皮上，這個方法或許也能減少眼睛皺紋。你應該使用仍然溫暖的茶包，甘菊茶是一個很好的選擇，因為它有安神的功效。

在眼睛上交替敷上冷熱毛巾是另一個有效的放鬆方法。坐長途飛機時，空中小姐會在你醒來時送上熱毛巾，因為敷熱毛巾可以消除疲勞。冷毛巾則可以促進血液循環，原理就如三溫暖後洗冷水澡一樣。重複做幾次，你的眼睛就會容光煥發。

記住，若你患有遠視，其實就已經有近距離對焦的能力。所以，你要做的就是努力練習這種能力。平日盡可能爭取機會，在近距離下注視事物的細節。我跟孩子們進行練習時，我會叫他們去看看螞蟻的眼睛、牆壁的紋理，或者樹木的皮紋等等，這樣做的目的是訓練你在近距離集中焦點的能力，不致那麼費力。練習幾天，就會發現自己閱讀時間增長，且不再感到不適！

貝茲醫生認為，持續閱讀小字能幫助你維持清晰的自然視力。若能閱讀很小的字，那就表示你的中心窩視力非常好，而且這並不是拚小命睜大雙眼就能做到的事。

下面是同一段文字，但用了三號的字體。

貝茲醫生認為，持續閱讀小字能幫助你維持清晰的自然視力。若能閱讀很小的字，那就表示你的中心窩視力非常好，而且這並不是拚小命睜大雙眼就能做到的事。

請在充足的日光下閱讀。讀這麼小的字有什麼感覺？你可以拿到多近仍然看得到？

盡量把書本拿近一點來閱讀。正常的近點應該距離眼睛約十五公分。把書本時而拿近，時而拿遠，讓眼睛向越來越近的距離重新聚焦。透過這個簡單的伸縮喇叭動作，你就已在練習近距離閱讀的能力了！

你幾乎馬上就可以見到自己的進步。持續從事此一練習，直到你能夠輕易向近距離對焦，並且可以舒服地長時間閱讀。在那之後，每隔一段時間就重溫一下這些練習，讓近距離對焦能力保持在巔峰狀態。

第 17 章

雙眼會聚力（輻輳）

Convergence

　　視力良好的人，會自然指向並聚焦到有興趣的物件。也就是說，雙眼可以輕微轉動，將黃斑部中心窩，也就是視力最清晰的位置，直接朝向著注視的物體。醫學上稱之為「轉向功能」。你也許會注意到，注視非常近距離的事物時，雙眼會向內轉。比如在穿針時，雙眼會自動內聚，將針和線聚焦到一個焦點上。另一方面，看風景時，雙眼則幾乎直視前方。眼睛具有不可思議的能力，能將你需要看的事物聚焦到一個狹窄的焦點範圍內。有人滑雪衝下山時，你的眼睛可以一直把焦點集中在滑雪者身上，背景則浮光掠影，匆匆掃過。

　　有了適當的會聚力，你就能夠獲得立體視覺和3D的感受。大腦會自動把

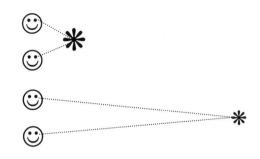

左右眼分別獲取的圖像資訊融合成三度空間畫面，讓你立即知道物品所在。對打球的人而言，良好的立體視覺非常重要，它能幫助你抓到移動中的球；如果雙眼的會聚力差，你就很難正確判斷球的落點。要不球從你胯下漏接，要不球從你頭上飛過。缺乏良好的聚焦功能或者立體視覺，通常不會影響閱讀。有單眼視覺的人，通常只用一眼，所以會用其他方法來判斷距離，譬如根據物體大小來估計。

專家一般相信，立體視覺大約在四個月大時開始發展，到八歲時發展成熟，這時候視覺系統通常也已發育完全。

如果單眼出現內斜或外斜，就可能會有嚴重的會聚力問題。這個情況就被稱為「斜視」。當一隻眼睛獲取的圖像資訊跨過視網膜中線，大腦就會為了避免出現複視，抑制另一隻眼睛獲取圖像資訊。

你可以透過以下實驗來瞭解上述現象。先注視某個距離的某個物體，將食指放在你和該物體之間。這時你能看到多少根手指？然後盯住你的手指，你剛剛所看到的東西怎麼了？當你看向遠方的時候，在該目標與你本身之間所有的物品都會出現重影。因為雙眼聚焦於（也就是指向）更遠距離的物體上，前景的物體因而失焦，變得模糊。

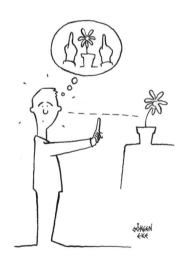

自然的聚焦點可能會逐漸偏離正常範圍，

這個過程發生得很緩慢，一般很難察覺，除非你去檢查視力。會聚力出現偏差是很常見的視力問題，如果雙眼聚焦點總是出現在目標事物的前方，那就屬於過度聚焦，通常導致無法正常聚焦，特別是在光線較弱的環境裡。在昏暗的環境中，你的瞳孔會放大，視野深度變淺。在明亮的環境中，瞳孔會縮小，視野深度擴大，出現更清晰的影像。因此在明媚的夏日，世界總是顯得特別清晰。

☺ 視力鍛鍊恢復會聚力的基本原則

・進行專門測試會聚力功能的繩索訓練。

・訓練聚焦點移動到注視點，以矯正聚焦點超過或不足。

・確保在遠、近距離都具備良好的會聚力功能。

用一條繩索作為工具，就能輕鬆進行會聚力功能的視力鍛鍊。睜開雙眼注視繩索時，若有良好的會聚力，就會看到一個虛幻交叉影像，其交叉點恰巧落在你所注視的物體上。這個交叉點就是你會聚力在繩子上的焦點。

☺ 如何檢測雙眼的會聚力

雙眼會聚力功能很容易就能檢查和矯正。拿一條約一點二五公尺長的繩子，也就是雙手向兩側平舉，與肩同高。這大約是從左手通過胸前到右手的距離。將一端綁在椅背或門把上，準備一個迴紋針或一顆串珠，可以輕鬆地沿著繩子上下移動。

1.將繩子另一端放在鼻尖處，把繩子拉直。

2.把迴紋針放在繩子上某一點。

3.當你盯著迴紋針時，應該會看到兩條虛線交叉，穿過迴紋針。如果交叉

點在迴紋針之前，那就表示你雙眼的會聚力不足；如果交叉點在迴紋針之後，則表示雙眼過度會聚力，眼睛指向太遠之處。如果你只能看到一條繩子，表示其中一隻眼睛出現圖像抑制情況，大腦只接受一個圖像的訊息，且會阻礙另一眼，這表示你只用了一隻眼睛。以上任何一種偏離現象都會造成視力模糊。

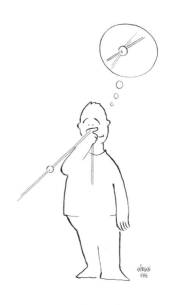

在某些情況下，眼外肌的張力太大，不讓眼球向內移動。如果是這樣的話，你可以進行如下訓練——先把手伸直，注視著指尖，再讓手指移動到碰觸鼻尖為止。當注視很近的物體時，雙眼會朝鼻尖向內聚。

調整會聚力點，十分容易。把迴紋針前後移動，直到位於X形的中心交叉點。有人可能看到V字形，有人則會看到A字形，還有人更會看到Y字形。看到哪個字母都OK，只要會聚力點落於迴紋針的位置就好。如果迴紋針處於會聚力點上，把它前後移動，同時雙眼繼續注視著迴紋針。當你慢慢移動迴紋針時，大腦會開始調節雙眼，讓焦點集中到你想看到的東西上。這是一個

你可能看到的形狀如下，請確保中心點精準地通過迴紋針。

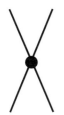 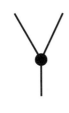

重新校準的過程，使大腦自動調整，達到良好的聚焦功能。

　　大腦需要的僅僅是個參考架構資訊，讓它自動為你調整。每天只需練習十次左右，每次幾分鐘，直到你能輕鬆地將X形的交叉點聚焦到繩子上的任何位置，就可以了！讓視線移往別處，再移回來，如果交叉點仍然穿過迴紋針，那你就完成此一練習，並擁有良好的會聚力。

　　我的經驗與此研究吻合。這種調整，改善迅速，效果顯著。有研究指出，其效度高於八五％。

☺ 會聚力與閱讀

　　我經常遇到雙眼聚焦有困難，而需配戴老花眼鏡的患者。他們基於某些原因，雙眼不易向內轉動，眼外肌持續繃緊。這也許是媽媽們總是教他們不要「鬥雞眼」。事實上，正確地閱讀時，你的雙眼必須向內轉動（聚合）幾度，要不然你的近點會偏移得越來越遠，開始出現老花的徵兆。

　　雙眼會聚力問題，可用光學原理的三角稜鏡柱來矯正，稜鏡可將光線折射到稜鏡基底，因而可矯正偏光。稜鏡治療的缺點是會很快的讓近視加深，而且稜鏡能夠補償和矯正視力偏離的效果有限。稜鏡通常用於治療斜視，但稜鏡未能釜底抽薪，解決會聚力偏差問題。

☺ 會聚力練習

　　此練習係設計給意圖培養完美會聚力的人。拿一條兩公尺長的繩子，每隔十公分打個結。為了讓繩結更醒目，可在結上塗色。或者，你也可以在繩子上穿上有顏色的珠珠、塑膠戒子、或者夾上彩色的迴紋針代替。

　　實施此練習，要把繩子的一端固定在門把或椅背上，另一端放到鼻尖處。

將繩子拉直，從頭到尾看一次繩子，每次視線落在繩結上，你應該看到X形的交叉點。

　　將注意力從一個結移動到下一個結，同時注意交叉點的跳動。然後換個方式，每次隔兩、三個繩結來看，你也可將視線移往別處，再看回來，立即找出交叉點的位置。

　　嘗試從上下左右全方位，找出交叉點。每天訓練五次，直到你可不費吹灰之力地，培養出完美的會聚力為止。

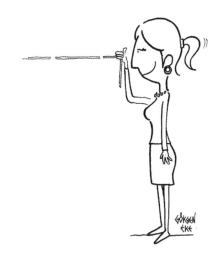

第 18 章

斜視

Strabismus

　斜視係指某隻眼睛轉向不當方向的狀態。向內偏離稱為「內斜視」（esotropia），其字源「ese」來自希臘文「朝內」，主要原因是內直肌太緊張，造成眼球過分內轉。有五十％的案例屬於此類；向外偏離稱為「外斜視」（exotropia），其字源「exo」來自希臘文「朝外」。偏離程度輕者難以察覺，重者可能嚴重到瞳孔隱藏到眼角處。偏離可以向上，其字源「hyper」來自希臘文「朝上」，稱為「上隱斜」（hyperphoria）；亦可以向下，其字源「hypo」來自希臘文「朝下」，稱為「下隱斜」（hypophoria）。斜視好發於幼年時期，但也可能出現在成年。

　由於斜視會引起複視，大腦會拒絕處理那隻斜視的眼睛所獲取的影像資

訊，因而形成弱視，所以斜視和弱視往往併發。

還有一種斜視稱為「隱斜視」，偏離狀況可透過眼睛的會聚力矯正過來。有些人的眼睛會出現輕微偏離，特別是當他們處於天人交戰，眼神放空的時候。但當他們用心地注視某件有興趣的物品，眼睛卻可完美調節。

斜視的成因至今仍撲朔迷離，如果斜視與弱視同時出現，通常會先治療弱視，而斜視問題則會透過在鏡片內加插稜鏡來減少偏離。然而，稜鏡的度數有限（最多5個屈光度），否則眼鏡會變得非常沉重。有時亦可以使用「菲涅爾透鏡」（Fresnel lenses），它比較輕巧，而且能矯正更深的斜視。

用光學鏡片矯正偏離，治標不治本，效果有限。稜鏡的角度雖然改變了影像的位置，使大腦在聚焦範圍內獲取清楚的影像，可是一旦摘下稜鏡，斜視依然存在。

手術是另一選項，常為眼科醫生所推薦，因為手術可以矯正眼球的位置，改善儀容。但是，即使手術縮短了或重新改變了眼外肌的位置，視力也不一定會明顯提高，因此非不得已，不要輕易動手術！

一九二○年貝茲醫師認為，斜視係因眼肌疲倦，而非眼肌力量過強而造成。就這方面而言，它跟近視、遠視、散光等問題其實沒什麼兩樣，它們都是功能性的問題，可以透過視力鍛鍊得到改善！

斜視通常在小孩身上出現，但成人也可能有此狀況。通常患者都會向不同的醫生求助，但傳統的治療方法對於病情總是無所改善，反而更增加了醫者與病家的挫折感。

根據我的經驗，小孩對於視力鍛鍊的反應非常迅速。他們不必戴著眼罩，進行各種不舒服的療癒，自然會感到放鬆，並且取得良好的成效。有一個九歲的小女孩，曾經看過很多醫生。我看到她時，她戴著雙光眼鏡，遠距視力

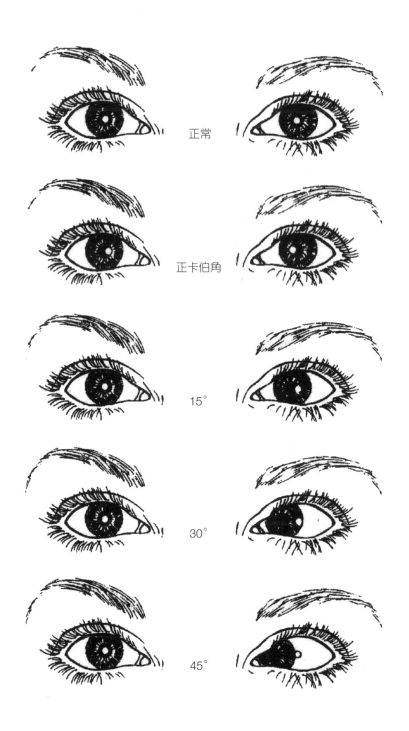

正常

正卡伯角

15°

30°

45°

很好，但中等距離和近距離的視力卻不盡如人意。醫生建議她動手術，但家長不願意，尤其是他們知道成功率並不高。

我首先教她蝴蝶練習，訓練那隻「到處流浪」的眼睛與正常眼的協調。小女孩的反應相當好，第二天她再來上課時，感覺就像一個小公主，因為她當天大部分時間都不必戴眼鏡。她可用雙眼集中注視近距離的物體，看得到繩上的交叉虛像，表示雙眼能協調注視。上過幾堂課後，她的雙眼已經恢復正常，只有在疲勞時才會出現輕微偏離。

另一個個案的主角是位職業婦女，她的右眼嚴重外斜。此一狀況是在她不得不突然搬家之際出現的，似乎是壓力使然。她看過很多醫生，都說手術是僅存的一招。

這位女士多年前曾參加過我的視力鍛鍊課程，她隱約感覺，用自然的方法也許能夠解決問題，但並不知道具體方法。

同樣的，我也教她蝴蝶練習，以幫助雙眼協調。練習過幾次後，她的雙眼已能正常協調，成效令人驚訝。其實這位女士的眼睛偏離狀況尚未病入膏肓，因此大腦能夠神奇的迅速適應。

多數個案中，視力鍛鍊對斜視總有明顯療效。由於你無法邊看到自己的眼睛，邊做訓練，因此最好請人陪你一起練習。

☺ 如何檢測斜視

有兩個簡單的測試可以決定斜視的程度和種類。手持一枝光筆，水平地照射遠處的眼球。將光線照入眼球，你會看到角膜上對應的亮點。在正常情況下，亮點會出現在瞳孔中央。眼睛偏離得越厲害，表示斜視度數越高。

請注意，一公厘的位移（眼睛向內轉稱之為「正卡伯值」〔positive

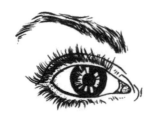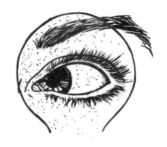

kappa〕，向外轉稱「負卡伯值」〔negative kappa〕）是正常的。

交替測試用於測量斜視的最大程度。測試時，用眼罩輪流遮蓋雙眼。眼罩遮蓋的時間越長，偏離就會越明顯，也就是越難聚焦。若要測試隱性斜視，可以用半透明的材料來作遮蓋物。如果患有隱性斜視，有問題的眼睛被遮蓋後會看不見東西。

☺ 視力鍛鍊法治療斜視的基本原則

我們假設，斜視的產生是由於眼外肌的共同協調能力欠佳。治療的目的是教導大腦平衡眼外肌，讓雙眼能適當聚焦。

・訓練眼睛的協調能力，減少偏斜。

・促進大腦接收雙眼獲取的影像資訊，獲得3D視覺。

・治療一般偏斜眼都會存在的近視問題。

從視力鍛鍊的角度而言，我們把眼外肌視作一種水壓系統。治療斜視時，我們需要調節過度緊繃的肌肉和強化太過鬆懈的眼肌。換句話說，就是試圖促進雙眼自然協調運作，達到平衡。

用視力鍛鍊來治療斜視有多大成效？克萊拉・海克在她的著作《放鬆，你

就看見了！》（*Relax and See*）中敘述其自身個案。

> 一百七十九位患有內斜視的學生，經過訓練後，七十一位眼位修正，
> 視力良好；九十六位在生病、情緒激動或疲勞時，會出現輕微偏離，
> 但大多數時候，眼位正常，視力良好。只有十二位治療無效。（1955
> 年，第二十五頁）

這是九〇‧五％的成功率，遠高於眼鏡治療和藥物治療的成效。小孩對視力鍛鍊的反應都很迅速，因此只要天天練習，通常投資幾個星期後就會見效，最長也不過是幾個月。

視力鍛鍊最美好之處，是能讓孩子恢復其良好的視力，海克作出如上典型的結論。目前在歐洲大陸，功能學視光師都非常關注小孩斜視的治療，他們安排患者在一年內規律地接受治療，並保證成功率極高。

斜視訓練分為兩個部分：

‧首先，訓練的目的是透過加強眼外肌的靈活性，矯正雙眼的聚焦能力，讓斜視眼和正常眼同步注視。用一條繩子作為參考點，讓雙眼一同注視，把焦點集中到目標物體上，看到繩子的虛線交叉點。

‧然後，既然斜視眼通常有較主力眼更高的近視，我們需要先訓練那隻眼睛。兒童因斜視而造成的近視問題通常不太嚴重，因為他們良好的調節能力可以補償雙眼之間的視力差異。

斜視訓練的首要課題，需用一條繩子作為測量標準的回饋機制。視力鍛鍊時，需要將大腦涉入清晰的回饋，而繩子就能幫助你測量進展，並告訴大腦你是否已符合標準。

☺ 蝴蝶練習

為了達到矯正雙眼角度偏移的第一個目標，你需要別人協助你完成此一練習，其步驟如下：

1. 將繩子一端放到鼻尖，拉直繩子。請你的助手拉住繩子的另一端。

2. 用一隻手矇住正常的眼睛，阻止影像傳入。這就能迫使大腦使用斜視眼進行注視。通常斜視眼都能夠完美地移動，盯住目標物體。

3. 拿一件彩色的東西，如彩色筆等，在雙眼出現偏移的平面上移動。比方說，如果患有內斜視，就將彩色筆前後移動，這樣大腦就會發出指令，移動需要調節的眼外肌。彩色筆前後移動的幅度逐漸增大，患者就會知道眼睛是否真正跟得上目標移動。然後逐漸縮小移動的幅度，眼睛停留在繩子上，就像一隻蝴蝶四處飛舞後，停在一朵花上。這樣的訓練過程有助於斜視眼恢復聚焦能力。

4. 現在慢慢睜開那隻較好的眼睛。在某個刹那，雙眼都聚焦時會閃過一抹虛像交叉的影像。一開始時只是短暫的時光，最終能看到虛像的時間越來越長，直到眼睛開始聚焦為止。

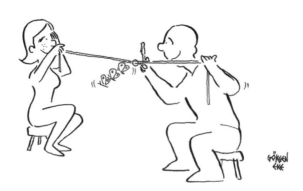

5.雙眼開始協調追蹤時，眼睛跟隨著彩色筆移動，訓練它們同步轉動。首先在同一平面進行，當雙眼能在同一平面輕鬆的追蹤，再開始左右移動，這樣眼睛為了要能跟隨上，就必須在不同的平面上聚焦。你就實現了訓練的第二個目的，雙眼可以自然地協調注視。

每次練習幾分鐘，一天內練習次數可以頻繁些，因為做法很方便。你最好每天練習十次，每次一分鐘，效果比每天只練習一次，卻長達三十分鐘的好。這個練習的目的是訓練大腦發出信號，讓雙眼肌肉作有意識的協調與聚焦。

跟小孩進行訓練時，最好使用不同的東西，吸引他們的注意。訓練過程中，把練習轉換成遊戲，十分重要。千萬不要只是為了要作而作。記住，最好呈現歡樂的氣氛，孩子才能集中精力。或許你可以在他們取得進展時給予一定的獎勵，幫助他們保持訓練的熱情。

☺身體晃動練習

這個練習是本世紀初的視力訓練師發明的，對於治療斜視特別有效。有些人也稱之為「大象搖擺法」，因為練習時，身體會像大象咀嚼食物時一樣地擺動。

身體慢慢地左右移動，放鬆雙眼，促使雙眼自然協調。它與心思天生的傾向，會將注意力集中在目標物體上。當你慢慢的擺動時，你會下意識地嘗試將注意力集中到目標物體上。這個訓練適用於有一定理解能力的小孩。

1.雙腳平行，適度分開站立，保持平衡。將重心從一腳移到另一腳。這一簡易的搖擺動作，就像動物園中大象所做的一樣。當你輕柔左右晃動時，頭和肩膀跟著一起擺動。雙手放鬆，自然下垂，放鬆肩膀。晃動

時，有節奏地大聲數數。這很重要，因為當你大聲數數或唱歌時，是無法摒息的。這將有助於調整你的呼吸，有規律地深呼吸，實質上可讓人放鬆，從而獲得良好的視力。

2. 你要確保脖子、肩膀和胸部肌肉放鬆。整個身體左右擺動，從一數到六十，讓自己充分放鬆。再從六十數到一百，你可以完全地放鬆神經和肌肉。最棒的是，你的眼睛開始不由自主地隨意轉動，有助於提高視力。也許你不自知，但是當你感覺到眼中的房間向反方向移動，就像坐在火車中忽前忽後地往外看，或許，可去找個能夠幫助你有節奏擺動的音樂。

慢慢地練習，你的目的是要放鬆。如果你感到頭昏眼花，心跳耳鳴，就表示你的心比眼走得更遠。擺動的時候要抓住移動的感覺，當你的心和眼都能適應外界事物掠過，視線不停留在眼前經過的東西上，你也不會再有那些暈車、暈船，甚至暈電梯等不適現象了！

每天練習兩、三次，有助眼部放鬆，讓雙眼更為協調。

☺ 鏡像晃動練習

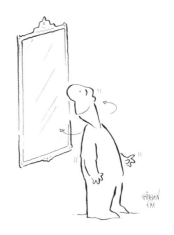

這個訓練方法是由海克於一九五五年的《放鬆，你就看見了！》一書中，第一八一頁所提出的。此練習的目的正如同完整的身體晃動法，同樣是放鬆雙眼，促使雙眼協調注視。這個練習很方便，甚至早上可以在洗手間進行。

1. 雙腳微分，背對鏡子。如果你的左眼上斜視，就用手矇住右眼，左眼向前直視。

2.上半身緩緩地向左轉，直到你在鏡子中看到自己的左眼，再慢慢回復到
　開始的狀態。重複這個動作四至六次。

3.然後矇上左眼，上半身向右轉，直到在鏡子中看到自己的右眼。重複這
　個動作二至三次。

此練習背後的道理為，永遠要讓斜視眼能夠向前直視，朝著你的目標方向
轉動眼睛。如果眼睛向右邊轉動太多，就應該適當地向左轉動。

☺ 平衡晃動練習

這是海克發明的另一個訓練斜視的方法。其目的也是鼓勵眼睛追蹤目標。
能有各種深具變化的練習來矯正，總是好事兒！

1.雙腳微微分立，雙臂向外延伸，與肩同高。頭部朝著斜視眼偏離的反方
　向轉動。記住，總是要轉向相反的方向，也就是說，如果你左眼內斜，
　或是右眼外斜，就應向左轉頭。

2.向右邊彎身，舉起左臂伸向天花板。同時，右臂垂向地板。

3.站直，然後向左彎身，垂低左臂，舉起右臂。頭部和身體移動時，一直

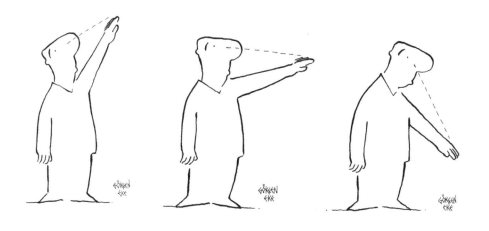

注視著左手。重複這動作六至八次，然後注視右手，重複以上的訓練動
作。

如果你的右眼內斜，或者左眼外斜，開始時頭部就要轉向右方。

☺ 長號（伸縮喇叭）練習法

此訓練方法是於一九八六年，古德瑞奇博士在其鉅作《視力的自然改善》
（*Natural Vision Improvement*）第一百二十九頁中介紹的。顧名思義，你要
像吹奏長號一樣，將目標物體前後移動。

首先你應製作自己的長號。用彩色紙板做個板
子，類似兵乓球拍。然後在卡紙上貼一些能夠吸引
目光的貼紙，以讓眼睛有許多有趣的東西可以看，
不致閒著。

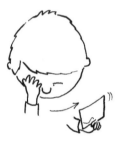

如果眼睛內轉，就將卡
紙放在鼻子的地方，往
外推遠。

- 如果你的右眼外斜，就用右手移動紙板，跨過
  身體中線，儘量向左伸延。將紙板緩緩地來回
  移動時，遮住左眼，注視那些貼紙上的細節，
  儘量保持專注。

- 如果左眼外斜，就用左手移動紙板，跨過身體
  中線，儘量向右伸延。移動時閉上右眼，將紙
  板緩慢的來回移動。盯著貼紙上的細節，儘量
  保持聚焦，時間越長越好。

- 如果左眼斜進去，就用左手將紙板從身體中央
  往左邊移動。閉上右眼，當你從中心點朝外移
  動板子時，看著貼紙，保持聚焦，時間越長越

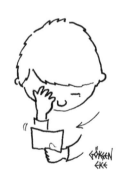

如果眼睛轉動，就將卡
紙由外轉向鼻子。

好。

‧如果右眼斜進去，用右手將紙板往右邊移動。閉上左眼，當你從中心點
　朝外移動板子時，看著圖片，保持聚焦，時間越長越好。

　這個練習，可以運用唾手可得之道具。只要用得上，有什麼不可以!?這些
動作鼓勵頭腦去調整雙眼肌肉的協調。切記，短暫而頻繁地重複此一練習，
也是王道。

第 19 章

弱 視

Amblyopia

　　弱視是指視敏度有缺陷，即使已經矯正了屈光不正，且解除了視覺上的病理性因素，這種缺陷仍然存在。弱視患者基於某些不明原因，大腦無法處理其中一隻眼的視覺資訊。近年有研究顯示，弱視因應斜視而產生，是一種眼睛向外看錯方向的毛病。

　　有些臨床醫生相信，各種視覺功能的發展都有個敏感時期。以猴子為實驗的結果顯示，如果在早期（三至六個月大）剝奪視覺，會讓眼睛無法發展偵測圖像和看到3D 圖像的能力（雙眼視線）；若在後期（直至二十五個月大）剝奪視覺，則會導致對比感下降。渥岡（Vaegan, J.L.）和泰勒（Taylor, D.）注意到，如果視覺在三歲前受到剝奪，只會殘留很少的視力；若是三歲

以後剝奪，損害相對較低，而在十歲後剝奪，視力幾乎沒有損失。另外，研究也發現，很多病人透過屈光治療和視力鍛鍊（視軸矯正法）後，視力都明顯提高。

以下這些原因可能導致弱視：

· 「脫窗」的眼睛：弱視好發於三歲以下的兒童。如果一隻眼睛有偏離（無論內轉或外轉），如同斜視一樣。若不及時處理，幾星期內視力就會明顯下降。

· 沒有聚焦的眼睛：若有一隻眼睛高度近視，看任何距離的影像都不清晰（超過4個屈光度），也很容易發展成弱視。單眼高度近視的成人，若不及時進行視力鍛鍊，即使配戴了矯正眼鏡，也很可能會患上弱視。

· 視力被剝奪的眼睛：嬰兒發展視覺的早期，如果整天都把一隻眼遮蓋住，持續一個星期就會造成弱視。

治療弱視，通常會遮蓋住正常的眼睛。多年以來，遮眼法輔以電力或藥物刺激弱視的眼睛。有些患者的眼睛會蓋上膠布，完全與外界隔絕，不會接觸到任何光線和影像，也有些患者會用不透光的黑色隱形眼鏡、磨砂眼鏡或其他過濾鏡片，也是爲了同樣的目的。

通常弱視患者，年幼時就開始治療，很少在八歲後才開始。如果同時出現了斜視，就會以手術重新調整眼外肌的位置，使雙眼運作達到正視，同時改善儀容。

這種遮蓋一隻眼的治療方式，不算特別好。華生（Watson）在一九八五年進行相關的研究，比較整天戴眼罩和半天戴眼罩的病人治療效果有何差異，發現二三％的患者即使進行了充分的高強度治療，也沒有收到良好的效果。過去治療失敗的理由通常是被解釋爲患者沒有完全遵從指示，但上述研究是

在一所醫院內進行的，所有患者都受到嚴格的監督和指導。

小時候接受過這種治療的人通常都會告訴你，他們很討厭戴眼罩，而且這種治療方法沒有任何成效。

如果你的孩子患有弱視，你大概會知道，孩子根本無法長期忍受眼罩。因此，有些弱視兒童的雙肘會用夾板固定，防止他們摘掉眼罩。現在看來，這已可算是一種虐童行為。

最近我正在治療一個名叫莎拉（Shara）的七歲墨西哥女孩，她左眼摘除水晶體，手術很成功，但卻出現了嚴重的弱視。她的左眼看上去毫無生氣，並且開始出現斜視，她用盡一切治療方法都無效。基本上，她已經對恢復左眼視力感到絕望。

最初莎拉對任何訓練都沒有反應，因為她右眼的視力為完美的20/20，故慣用右眼。班上其他小孩都正在用視力表進行練習。我靈機一動，取下一張視力表，放在距離她左眼約二十公分的位置，然後要她看著最大的字母E。她能夠辨認出E字，於是我請她用掌療法放鬆眼睛，不消一會兒，她就能看到20/200那一行，甚至是20/160那一行了。她們母女都驚喜萬分，因為這證明她開始對視力鍛鍊產生良好的反應。

第二天，莎拉再做了多次很短的練習，她已能夠用左眼辨認更細小的字母了。更重要的是，她左眼的外觀也有了明顯的變化，開始變得生氣勃勃，而且可以跟右眼協調活動。莎拉在媽媽的協助下，還需要繼續練習一段長時間，也許要花上好幾年。好消息是，莎拉現在已經相信，恢復視力是有可能的。畢竟，為了白內障摘除水晶體並不影響視網膜的功能。也就是從事觀看的主角。

傳統治療方法的弊端是失於被動，未將大腦主動涉入。實質上，你只是強

迫雙眼運作正常。

☺ 視力鍛鍊法治療弱視的基本原則

· 首先確定弱視那眼的視野範圍，這可用繩子和標記輔助。參見第一四三頁。

· 訓練弱視那眼，把視力清晰的部分，一吋一吋地逐步延展擴大。

第一個目標是讓雙眼找到一個相同的近點，下一個目標是讓雙眼能夠同時閱讀。

如有需要，可同時進行斜視訓練，讓雙眼同步追蹤。

視力鍛鍊法很著重大腦方面的訓練。我們都一廂情願地認為，眼睛都有能力好好地看，所以要做的只是對症下藥，進行妥適的練習。許多個案涉及眼睛的橫向移動，就如同註冊有案，家喻戶曉的「大腦體操」（Brain Gym）[註1]練習一般，可以刺激大腦運作，以產生充分良好協調的種種行為。孩子們都喜歡四處行、趴趴走。因此，大腦體操練習提供課程中生動有趣的效果。雖然可能要持續長時間練習，而且每天很多次，但是對於獲得清晰視力，相當值得！

註1：
源自1969年。創始人丹尼生（Paul Dennison）博士在研究「學習殘障」時，結合運動機能學、東方醫學、瑜伽、神經語言程式學等，綜合而成為「大腦體操」。

第 20 章

色覺感知

Color Perception

　　以視力鍛鍊治療紅綠色盲，是鼓勵患者逐步培養能力，日漸精緻地辨識顏色差異。我們用顏色進行練習，讓患者對顏色的作用有更深的認識。人類擁有分辨顏色的能力，是美化人類視覺奇景之一。 顏色不僅有用，而且極端有用。譬如蘋果的顏色讓我們知道它是否已熟，而彩色的陳列品、書本和雜誌的封面，都可以吸引注意力。顏色也是時尚的必需元素，因此每季的服裝都有顏色主打系列。

　　色覺障礙困擾約八％的男性，學者普遍相信它與遺傳有關，而且通常是遺傳自外祖父。視力鍛鍊能明顯改善典型的紅綠色弱或色盲。

　　對於顏色的科學研究始於一七〇四年牛頓的著作《光學》（*The*

Optick）。這是一個非凡卓越的成就，詳述了牛頓在劍橋大學三一學院的實驗細節。此書中提出了大膽的推理，透過對宇宙的認知，揭示物理學與人類之間的關係。他證明了白光是所有波段光線的總和。他後來的光譜理論更指出，每種顏色都有特定的波長。

在十九世紀，湯馬斯·楊（Thomas Young）提出三原色學說，認爲世間有三種基本顏色。德國科學家荷姆赫茲進一步探討上述學說，建立了「楊·荷姆赫茲理論」（Young-Helmholtz theory），指出眼部有三種感光接收器（視錐細胞），分別對紅色、綠色和藍色敏感，所有顏色的感知都是由三種接收器接收的信號組合而成。無巧不成書，這種顏色的組合原理與電腦螢幕一模一樣，稱爲RGB（紅綠藍）顏色系統。

☺ 顏色對比理論

德國生理學家愛德華·赫林（Edward Hering）發現，眼睛不會看到既屬紅色又屬綠色的顏色，只會有紅色或者綠色，「紅綠」這種顏色是不會出現

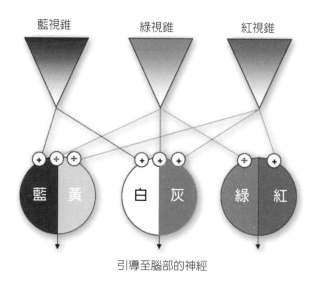

引導至腦部的神經

的。藍色和黃色的情況也一樣。於一九六四年赫林的此發現，讓他後來建立了顏色對比理論。

一九五○年代後期，力歐‧賀威治（Leo Hurvich）和多羅西亞‧詹姆森（Dorothea Jameson）提供了量化數據，證明顏色的相對性在處理顏色資訊時，扮演重要角色。他們利用色調抵銷程序（不斷地增加色度，直到變白），找出辨認紅綠和藍黃，這些對比色頻道的光譜敏感性。

一般相信，辨認紅綠和藍黃色的頻道只能處理色調資訊，亮度資訊大概是由另一獨立亮度頻道處理。若把神經動作電位的頻率轉換成波長，我們可以看到短波刺激（波長短於五百五十nm）會抑制或降低細胞發出的信號衝動。相反地，長波刺激（波長長於五百五十nm）會促進細胞活動，增加信號衝動的頻率。若感光細胞對某部分的光的反應活躍，而對另一部分的光表現抑制，醫學上稱為「顏色相對神經元」。

視覺系統中存在著顏色相對神經元，告訴我們信號在傳入神經後會進行編碼。換言之，三原色敏感細胞會「連線」在一起，在光學上相互抗衡。這種資訊相消的過程，在資訊傳入的早期就出現。在水平細胞的層次，色調資訊是由紅綠色和藍黃色神經元編碼，是有科學根據的，這與紅綠色覺缺陷的形成也有關係。但目前還不清楚亮度資訊是否由這些神經元編碼，抑或還有單獨的無色相對神經元存在。

☺ 色調辨別

色調是肉眼可以分辨的最細微光波差異。我們發現，紅綠色的感知敏感度增加，會使「綠、黃、橙、紅」範圍內細微色差的分辨能力戲劇化地增加。這一點是很有用的功能，因為很多食物和蔬菜的成熟程度，都會顯現在顏色

的細微差別上。你可以透過觀察草莓的顏色，瞬間決定它是否可以食用！

彩色底片是一種複雜的三原色濾色裝置。柯達克羅姆（Kodachrome）幻燈片可以重現任何自然存在的顏色組合。

色覺產生是非常複雜的過程，不能用單純一個理論來解釋。顏色不僅取決於波長和光的強度，還與不同區域強度的差異，以及物體樣式是否常見等因素有關，這些都需要大腦進行高度神經活動來決定，而且非常難於察覺！

從眼睛的觀點來看，白色比較不是各種顏色的組合，而更像是一種常見的照明光源。在郊外駕駛時，你會看到卡車的車頭燈光是白色的，但在到處都是白色燈光的城鎮裡，車頭燈發出的光線卻比較接近黃色，類似燭光。這個現象似乎顯示，你眼中的白色是可以變動的。對於一般光線的期望與知識，在色覺上是重要的因素。

☺ 色覺感知不足

令人驚訝地，在十八世紀末之前，人們尚未意識到紅色與綠色相混淆的情況，直到化學家約翰・道爾頓（John Dalton）發現，他不能像他人那樣輕易透過顏色來分辨物質，這種色盲現象才為人所知。色覺檢查旨在測試人們能否從各種顏色的特徵中孤立出該顏色。一旦色覺檢查測試成立，就能輕易顯示被測試者是否具備正常的色彩分辨能力，或者是否錯判為其他顏色。絕大多數的情況下，色盲患者都對某些顏色的敏感度較弱，而不是完全不能辨認某些顏色。

用紅光和綠光的屬性，匹配單色黃光，是檢查色覺不足最重要的方法。羅德・瑞利（Lord Rayleigh）於一八八一年發現，紅綠色覺障礙患者需要強度較大的紅色或綠色光，才能匹配單色黃光。一種名為「色盲檢測鏡」的儀器

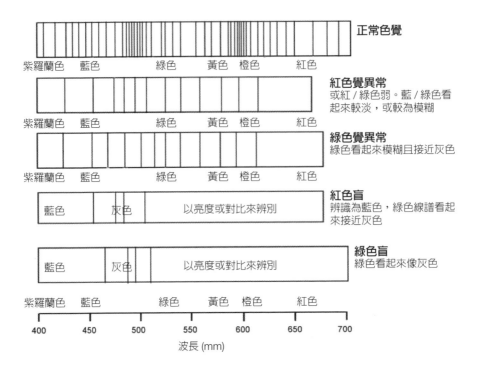

正常色覺

紫羅蘭色　　藍色　　　　　綠色　　　黃色　橙色　　　紅色

紅色覺異常
或紅／綠色弱。藍／綠色看
起來較淡，或較為模糊

紫羅蘭色　　藍色　　　　　綠色　　　黃色　橙色　　　紅色

綠色覺異常
綠色看起來模糊且接近灰色

紫羅蘭色　　藍色　　　　　綠色　　　黃色　橙色　　　紅色

紅色盲
辨識為藍色，綠色線譜看起
來接近灰色

藍色　　　灰色　　　以亮度或對比來辨別

綠色盲
綠色看起來像灰色

藍色　　　灰色　　　以亮度或對比來辨別

紫羅蘭色　　藍色　　　　　綠色　　　黃色　橙色　　　紅色

400　　　450　　　500　　　550　　　600　　　650　　　700

波長 (mm)

問市，可測試色覺不足。他們眼中的黃色偏向是紅、綠色的混合，其運作即
建基於此一理論。

　　色覺感知障礙出現的原因尚不清楚，但色盲檢測鏡的檢查結果顯示，顏色
反常現象與顏色適應無關。普遍認為，紅綠色感知障礙的出現，是因為視網
膜上一種或多種色覺感應細胞（視錐細胞）的敏感性降低所造成。這個現
象的成因有很多，但肯定不是因為光色素缺乏，否則色盲檢測鏡就一無所用
了。常見的紅綠色感知缺陷，很可能是因為視皮質錯誤讀取感官資訊，因而
產生異常的色覺。

　　「石原氏色盲測試」是一種典型的紅綠色覺感知檢查，這個測試是由各種
顏色均勻分佈的小點點，利用紅綠色弱人士難於辨識的特性，組合成數字的

圖像。若把這些數字圖像掃瞄進電腦中，並且將色度調整約正七十度，紅綠色弱人士就能清晰分辨出原本很模糊的數字。其實呢，我們可以透過訓練眼睛辨識原本模糊的顏色，留意這些顏色開始變得更「跳」，而非扭曲失真！

我們對顏色的認知能力，在某些程度上而言，是可透過後天學習而提高。我們成長過程中，會學到認識顏色，就如認識鐘錶上的時間一樣。有些人在這方面的學習並不健全，所以色覺訓練要透過相關練習，以提高這種能力。

左頁圖顯示具備正常色覺的人如何判別顏色，每條垂直棒表示一次正確的辨別。你會看到藍綠之間、黃橙之間有很多條線。藍綠光譜會造成大多數典型紅綠色弱者的困擾。當顏色強度相同時，常會混淆藍綠色和灰色。

光譜的另一端也會造成困擾，紅紫色或猩紅色也經常與棕色混淆。從左頁圖可見，紅色弱和綠色弱人士都能辨別所有顏色，只是他們看到的顏色差異比較小。

你可以透過訓練來提高分辨顏色的能力。大部分色覺障礙都屬於紅綠色弱，它與光線的波長有關。長波紅光即紅色覺異常，事實上可能完全紅色盲者，是可以辨認出藍色的。然而此時，綠色則會被看成白色或灰色；而介乎紅綠色之間的事物，就只能根據亮度和背景來辨別，因為它們看起來就像是同一種色系，只有亮度和飽和度不同。

大部分紅色覺異常者，都能辨識多數顏色；但正常人看到的藍綠色，在患者眼中會變成灰色或隱晦的淡色。而與藍綠色相對的互補色——紅紫色，同樣也會變成隱晦的淡色。

正常人眼中的中等波長綠光，會被全綠色盲人士看成灰色。與綠色相對的紫紅色則會被看成灰色或很隱晦的淡色。

嚴重程度較低的稱為綠色色弱，患者不會把光譜中的任何顏色看成灰色，

但綠色部分（出現在綠色盲者眼中呈灰色），則會變成隱隱約約的淡色，或者接近灰色。

紅色覺異常和綠色覺異常相對於紅色盲與綠色盲而言，治療相對容易。後者的分辨能力非常差，需要進行大量訓練才會有所改善。

☺ 盤點顏色的能力

有些人很難分辨一種色系間的色差。這個練習採用不同的光線和材質，開啓你辨識並標記顏色的能力。

1. 頭一天，開始盤點某些你熟識顏色的樣本，譬如三原色之一，紅、藍或黃。
2. 第二天，盤點各種不同綠色的陰影。
3. 隔天繼續盤點所有你找得到的合成色樣本，包括橙色、綠色和紫色。
4. 然後開始辨別和盤點你能找到的各種灰色。
5. 接下來是各種褐色和大地色，譬如土黃色、赭色和深赭色。

注意在不同的光線條件下，這些顏色看上去是什麼樣子。褐色在早上和黃昏時，看上去存在哪些不同？在雨天呢？盤點和辨認顏色有助於開發和提高你色覺感知的能力。盤點和體驗越多的樣本，對細微色差的分辨能力越強，最終顏色感知能力也會越好。

☺ 替顏色配對

你可以透過水彩顏色練習，來訓練辨別顏色的能力，然後就能夠開始配對顏色，也許你甚至還會學到更多分辨顏色的方法。

1. 練習唸出顏色的名稱，讓別人幫你檢查，這樣你才能朝著正確的方向，

不斷進步。

2.由淺到深排列不同濃度的顏色，因此在一端你可找出各種顏色的細微差異，逐漸變深，尤其是藍綠色和紅紫色，因為這是最容易出現辨別障礙的顏色。

3.進一步觀察不同的材料，把它們由淺到深地排列。你可以用幾塊布做練習，將布的顏色和縫線的顏色進行配對。

不妨發揮些創意，配對不同的東西，練習得越多越好。

☺ 顏色的運作

為了擴大顏色分辨的範圍，最好是用水彩或粉蠟筆進行實驗，目的是瞭解各種顏色如何運作，特別是它所呈現的樣貌。在不同的光線下，顏色看來截然不同。但在一般情況下，只需要辨認出印刷品反射出來的顏色即可。

●拿三原色來玩玩看！

所有顏色皆由三原色混合而成，就是紅、黃、及藍。因此，我們首先要用三原色進行練習。請儘量找出最明亮的黃色顏料，這可能就稱為類似鉻黃色或鮮黃色。這種色素可創造極為鮮亮的黃色。在白紙上畫出此一黃色，然後改變以各種不同的濃度，從一〇〇％到只有一％；或者是非常、非常淡的黃色，淡得幾乎無法辨認。嘗試在不同燈光下注視這些顏色樣本，看看有何不同？

接著在中等灰色的紙上畫上相同的黃色，並留意顏色的變化與其在白紙上的比較。當你使用粉蠟筆時，在黑色或褐色的紙上，試試畫上各種不同濃度的黃色。請注意這顏色所呈現出的改變有何不同，再試著找出所有上述試驗的顏色有何共同點。

再用藍色和紅色做同樣的訓練。有些顏色對你來說比較容易辨識，然而其他的就沒那麼好打發。無論如何，你正在豐富化你的色覺能力。

●拿合成色來玩玩看！

合成色是將三原色等量混合而成。首先混合紅色和黃色，成為鮮亮橙色；然後混合黃色和藍色，成為綠色；最後混合紅色和藍色，成為紫色。再加上之前所提到的三原色，你會擁有六種顏色，以不同濃度調和成十二種顏色，觀察它們的變化。

接著把這六種顏色分別跟左右兩旁的顏色混合，形成一個十二色光圈，現在你能看到顏色是如何混合的。如果你喜歡，可再把十二種顏色分別跟兩旁的顏色混合，也沒什麼不可以。此時顏色之間的差異就更細緻了。

●以灰色和黑色玩玩看！

現在用顏料調出一系列灰色和黑色，了解黑色色素的反應。注意當黑色純度改變時，顏色看起來會有何不同。根據顏色濃度，將灰色和彩色進行配對。

●以褐色和土黃色玩玩看！

褐色是由橙色和黑色混合而成的。先將兩種顏料等量混合，然後逐漸調成一系列越來越淺的顏色。試著用深褐色、赭色、焦赭色和土黃色進行練習。注意顏色濃度的差異，然後把這些褐色與之前收集的顏色進行比較和配對。

在褐色裡加入少量紫羅蘭色和紅色，看看顏色如何變化。現在你已明白顏色是如何產生，如何合作。接下來你可以繼續探討這些顏色如何構成不同色系，進一步強化色覺感知。

●把顏色混合

對你而言最可能的問題點，在於紅色覺異常者的眼睛，對於分辨介乎藍色和綠色之間的混合色，最為困難。為了增強辨別這些顏色的能力，你需要準備一張約A3尺寸的大紙，在上面畫個幾乎填滿整張紙的大方格。然後從上至下分成十列，再從左至右分成十欄，畫出一百個小方格。

在右上角的格子寫上○％，下一格寫十％，再下一格二十％，以此類推；水平方向如法炮製。如此，從右到左、從上到下都有一行濃度百分比的標記。

然後在旁邊填上由淺至深的灰色層次，作為濃度的參考標準。現在，依據色度，逐欄填入不同的顏色，就會得到一個色階表，顯示出綠色和藍色逐漸混合。從右上角到左下角，對角線的顏色，就是你需要練習辨認的顏色。

用紅色和紫色做另一個相同的圖表。這是藍綠色的互補色，也是另一個你要學習辨別的色系。

●顏色的排列

這是另一個訓練，能幫助你根據不同濃度來排列顏色，促使你正確辨別顏色。首先你要找來一位具備正常色覺的人幫你檢查正確性。

你可以把前一練習得到的顏色樣本剪下，你也可以使用油漆的布樣。此練習旨在特別注意那些擁有相同濃度的不同顏色，藉此擴大辨認顏色的能力。

接下來，嘗試用不同材料上的顏色進行配對和排列，譬如紡織品、縫線等。你可以把縫線配對上相同顏色的布，這是訓練色覺感知的良方，而且是個隨時都可以玩的遊戲。

第 21 章

視覺損傷

The Visually Impaired

　　視力損傷嚴重程度大小不一，嚴重者可能無法感受任何光的刺激，但有些在法律上界定為盲胞者，其實也有一定的光感。他們可以透過視力鍛鍊來改善眼睛。許多盲胞都還具有某些程度的光感，能夠分辨晝夜，也會感覺到強光。這些人可以透過訓練來增強識別物體形狀的能力。海克在一九四〇至五〇年代間從事視力訓練的工作，她表示，自己曾對八位僅存光感的盲胞進行訓練，其中一位視力明顯提高，能夠恢復日常工作，有四位則能夠辨認物體的形狀，只有三人沒有進展。（《放鬆，你就看見了!》1955年，第七頁）

　　對物體形象有模糊感知的盲胞，也就是可以看到傢俱的形狀或走動中的人，通常都對視力訓練有良好反應，能夠看到明顯的進步。海克曾經對十四

位這樣的盲胞進行訓練，其中八人的視力有所提高，不再被視為「青瞑」。至於另外三十四位按職業標準鑑定為盲胞者，十六位能夠重回職場，另有八人視力有所提高，最後十人則沒有明顯進展。

這真是個天大的好消息，至少給盲胞帶來一線曙「光」。因當創傷可能導致被診斷為視覺損傷時，會讓人失去生機。雖然視力鍛鍊不能掛保證，但似乎至少可穩定視力，不再惡化，甚至有所改善。不管你目前的視力如何，何不給自己一個月的時間，嘗試下述技巧？如果一個月後仍無法確認真正取得了進展或進展只是想像的，請你再繼續練習一個月，直到你堅信不疑為止，屆時你就會知道是否有無明確成效。

☺ 取得光感

如果你完全沒有光感，首要目標就是直接擷取。方法非常簡單，你只要閉上眼睛，將眼睛朝向明亮的陽光，持續一、兩分鐘，每天進行十次左右。你會感受到太陽的溫暖。過程中你可慢慢地左右擺動頭部，但眼睛始終朝向太陽。太陽的能量十分純淨，能夠供給眼睛充足的能量。只要眼睛始終閉著，這個練習十分安全。

☺ 放鬆眼睛

放鬆是視力鍛鍊過程中非常重要的步驟。

要做掌療，得先用力摩擦雙掌，使其變暖，然後蓋住眼睛。將兩手虛掌覆蓋在閉合著的眼皮上，但不要直接碰到眼部。手指交叉覆蓋於前額，從事掌療時，試著想像如果此時看得到光線，將是如何的景像。回憶那些讓你心情愉悅的事物！

觀想以啓動身心之間訊號的聯結而聞名，最基本的原則是「能量追隨思緒！」。因此，想像力越豐富就越好。

☺ 感覺映射

你的肌肉運動知覺非常靈敏，讓你能感覺到自己身處的空間位置。你的手，尤其是指尖，對能量非常敏感。你可透過雙手，察覺由人體和物體所放射出的能量。

譬如，大部分人都可以感受到不同顏色所釋放的能量。做些索引卡片大小且顏色很「跳」的色卡，包括三原色（紅、藍、黃）、混合色（橙、綠、紫），還有黑色和白色。

首先以色卡檢測，用一隻手，在黑色卡片上來回游移，看看會有什麼感覺。然後換成白色，注意有何不同。逐一嘗試以上所有的顏色，記住每種顏色不同的感覺。

接著就要測試你對不同顏色的感知能力。將色卡攪混，翻面讓白色朝上，然後試著憑感覺來摸出顏色。如果你能瞑想出那些顏色的模樣，請把顏色跟心裡的印象連結起來。

☺ 感知物體形態

先從簡單的物體開始，譬如辨認背光中的兩根手指，然後不斷拓展你的視力範圍。你能拓展右邊多遠的視力範圍？你能看到下方多遠處的手指？這個訓練可能需要很長的時間，故可以把它當作遊戲，每天玩一會兒。最終也許有天你可逆光伸直手臂，發現能看到自己的五根手指。

第一四〇頁介紹的能量練習，以及上述雙眼朝向太陽的日照練習，都可以

為眼睛提供充足的能量。

　　堅持規律的訓練，你就能在最大程度上提高辨別物體的能力。也許你會看到汽車、房屋等大型物體，甚至能夠安全地到處走動，表現得與一般近視患者並無太大的差異。

第 22 章

好過 20/20 的視力

Beyond 20/20 Vision

　　軍官在射擊練習中發現，狙擊手如果雙眼放鬆，目光盯著箭尾射出的方向注視，視力就會有所提高，這個方法不僅能拉高雙眼聚集的能力，更能改善近視，從正常到更高的境界。

　　即使你本身視力已經很好，仍可透過練習來進一步增強。我記得在伊斯坦堡的工作坊，有很多學員本已具有良好視力，他們參加訓練的目的是保持良好的視力狀態。那時候我們坐擁博斯普魯士海峽（Bosphorus Strait）的優美景色，於是我提議大家外出以視力為主題廝混玩耍一下。有一個良方妙法，可提升視力超過20/20 —— 首先注視一些非常遙遠的物體，遠於你所需看到的距離；這個情況下，我們利用博斯普魯士海峽亞洲端的建築物，

接下來將目光轉移到近距離的物體上，你會發現雙眼在近距離比以前容易聚焦。

如果你在注視遠距離物體時，做一些晃動，訓練效果會更好。視力追隨念頭，如果你將企圖心投射於比原來更遠之處，你就已在訓練，並延展「望遠凝視」的能力。

救援隊在荒野上空尋人的方法是，先鎖定一個假想的範圍，然後不斷縮小面積，使焦點越來越精確，聚焦到小物體上。救援最佳記錄保持人都善於使用這種策略。

第一次大戰期間，飛行員沒有先進的儀器導航，只能依靠良好的裸視尋找目標。而大多數優秀的飛行員都能看到空中十公里外的距離。如果你不刻意將注意力投射遠方，雙眼聚焦會自動落點於幾百公尺內。

這個現象也同樣適用於開車，將目光遠眺於地平線、路的遠處盡頭、亦或投射於前方的車輛……等等。讓眼睛目光在地平線上漫遊，你會發現，視力有所進步。

獵人也是需要絕佳視力的一種專業。他在一大片空曠野地上要注意到細微差異。譬如樹上有些樹葉，移動的方向詭異，可能意味著小鹿班比藏在那兒。很多獵人說，他們搜索的其實是「目光所不能看到的東西」。獵人的意識總是自然而然地被不同的事物吸引，雙眼的注意力很快就可以集中在微小細節的變化上。這也是一個不斷把範圍縮小的向下歸類過程，先是整棵樹，然後是一根特定的樹枝、再來是一簇樹葉，最後是一片葉子，甚至是葉尖。在此庖丁解牛的過程中，眼睛觀察的範圍逐步縮小，換言之，大腦意識控制了眼睛運動的途徑和方向。

訓練遠距視力的另一種方法，得要使用一種技巧——注視比你想要看到的

更為遙遠之事物！你的眼睛將會企圖聚焦在遠處的標的物上，當你回頭再注視原來那個目標時，會發現眼睛更容易找到物體。實驗一下，開車時你可先注視遠處的路標，再看較近處的路標，或許你的遠距視力也將不再受限，而會越來越好。如前所述，第一次大戰期間，飛行員有意識的將目光投射到十公里外的晴空。你的眼睛也會有如同上述策略的表現，開始看到老遠老遠的距離。

若你有志練出鷹眼，請嘗試上述的那些工具與方法，將這安排成隨時可作的遊戲，無論走路、駕駛、甚至放鬆休息的時候都可實施。

☺ 提高遠距視力的練習

先用手掌按摩眼部幾分鐘，以作準備。

1. 準備一張視力表，或者一本有不同大小字體的雜誌，放在光線充足的地方，與眼睛同高。請站在夠遠的地方。此處，你應可辨識字母，但未必清楚。

2. 身體開始大幅度左右晃動，雙眼放鬆，不要刻意看著某個字母。這時你會感覺到晃動的似乎反而是視力表或雜誌！

3. 繼續晃動，並縮小幅度，只超出圖表邊緣約五十公分的範圍。讓圖表頂端落在你的水平視線以下，以致你並不需要真正看到它。如果想像圖表晃動很困難，可在晃動身體時閉上眼睛，就會比較容易。

4. 再次縮短晃動幅度，只超出圖表邊緣二十五公分，然後是十五公分，再到五公分。一直要有節奏地擺動，同時保持頂端水平視線位置。記住，這個練習要全程維持規律的吐納，時不時閉上眼睛，想像圖表晃動的情景。

5.當你感到圖表以最小的幅度左右擺動，可以深呼吸一下，目光落於每一個字母，這時字母看上去會比之前清楚。

　　每天做幾次上述的練習，每次五分鐘，嘗試越站越遠，這種方法可以讓你獲得更好的視力。

第 23 章

單眼視力

Mono-Vision

　　單眼視力係指用一隻眼睛從事近距離的閱讀，另一隻則負責看遠距離的物體。雙眼如此分工，視力看似完全正常；但其實你無法建立良好的3D立體感。單一視力者很難參與各種體育項目，因為抓不到球，也無法正確判斷距離。有時患者可以在配戴雙眼不同度數的眼鏡，或者以雷射手術來治療單眼視力。

　　一眼閱讀、一眼駕車，既不自然、也不令人滿意。理想的視力狀況，從視力鍛鍊的角度來看，應該是平衡雙眼的視力，使雙眼的度數相仿。對於那些視力不對稱的人而言，都會有屈光異常不等的情況出現。

　　為了平衡雙眼視覺，首先我們會從調整近點差異入手，以致雙眼都能從

十五公分處讀得出小字體。這是近點的正常視力。達到這個目標後，雙眼都會對閱讀能力有所貢獻。

　　此外，也要確保患者檢測雙眼的聚合功能（也就是繩索上的交叉），這得需要付出些努力，因為剛開始時大腦可能習慣輪流關閉一隻眼睛，造成患者養成總以單眼視物的惡習。第二個目標是提高弱眼的望遠能力，方法與針對高度近視的訓練相似。持續輪流練習兩眼直到雙眼視力平衡，然後同時對雙眼下功夫，直至雙眼視力都一樣良好為止。此時，真正的挑戰是如何維持高度的激勵，從事練習。因為多半時間，你的眼睛運作如常。然而，事實上視覺系統仍然會失去平衡。此時還是有可能遭遇到麻煩。

　　總而言之，上策是未雨綢繆，在還來得及時，及早開始啟動這些練習。

第 24 章

太陽眼鏡

Sunglasses

　　太陽眼鏡爲何會蔚爲風潮？是因爲先進科技出現，而產生之包山包海的塑膠製品嗎？或者僅僅是種風尚產物？戴太陽眼鏡之始意是保護雙眼，避免暴露於室外的紫外線中。近年來，人們越來越重視紫外線的危險性，但事實的眞相是，過往千百萬年以來，人們沒有太陽眼鏡也能照樣進化到今天。研究指出，即使只是戴上帽子這一個小動作，也能擋住三四％的紫外線。

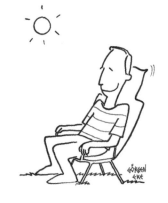

一九二〇到三〇年代，曾經盛行太陽光照射療法，人們利用含有紫外線的太陽光，成功治療結核病、類風濕關節炎、濕疹、皰疹、哮喘和其他疾病。

一九〇三年諾貝爾醫學獎頒授予丹麥的尼爾斯・芬森（Niels Finsen），以表彰他利用紫外線成功地治療皮膚結核病。他還用光療法治療其他的皮膚問題，譬如用紅光防止天花後形成的疤痕。

紫外線光譜位於可見光線之下方，分為三個光帶：

- 高能量紫外線（UV-C）：波長介乎一〇〇至二九〇 nm。這種光通常用於一些特殊情況，譬如電焊或者殺菌燈。由於角膜幾乎能吸收波長二九〇 nm 以下的所有輻射，所以使用這種光時，必須戴上面罩或其他防護措施，而且要避免直視光線，因為這是很危險的。

- 中等能量紫外線（UV-B）：波長介乎二九〇至三二〇 nm。角膜能吸收這個範圍內大部分的光輻射，水晶體也會吸收其餘的，只剩下約一％能到達視網膜。UV-B能造成皮膚灼傷，但也能促使重要營養素維他命D的合成，有助吸收鈣和其他礦物質。研究顯示，UV-B也是造成白內障的重要因素。

- 低能量紫外線（UV-A）：波長介乎三二〇至三八〇 nm 之間。這個光帶會使皮膚曬黑，引起光敏反應，促成自由基的氧化作用和白內障的形成。進入眼睛的UV-A光波，有一半會由水晶體吸收。我們必須知道，任何類型的光線都能啟動眼睛內的光敏反應，而不僅僅是紫外線。要完全避免光敏反應，我們就得活在黑暗的世界裡，那倒不如攝取充足的維他命C以正面迎戰光的傷害，因為人體始終是需要紫外線的。

身處光線過強的環境，最好戴上太陽眼鏡。比方說，白雪會反射約八十％的紫外線，因此在冬季運動時，太陽眼鏡是不可或缺的裝備。

隨著季節和環境的不同，進入眼睛內的紫外線總量也有不同。舉例而言，超過九○％的紫外線可以穿越覆蓋的雲層；超過九五％的紫外線可以穿過水，有五○％能達到兩公尺以下的深度。因此，在多雲的天氣下浮潛，仍會曬黑！

　　到外地旅行時，配戴太陽眼鏡也甚為妥適。舉例來說，從倫敦到牙買加，一直戴著太陽眼鏡，眼睛就不會因為光線變強，而被加勒比海熾熱的陽光傷害。但如果你逆向旅行，就不用麻煩太陽眼鏡了，因為北半球的陽光沒那麼強烈。

　　如果你常戴太陽眼鏡，其實反而會疏忽了對眼睛的訓練，使它對光線過度敏感。如果你配戴過那種號稱「全視線」變色眼鏡，就會有所體會。很多人發現，一旦摘掉眼鏡，光線就會傷害眼睛，於是要不斷加深墨鏡的顏色，但如此只會適得其反。

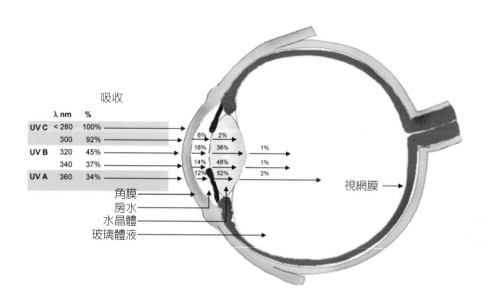

記住，你的眼睛是爲了感知光線而存在的，所以人爲的過濾光線其實擾亂了大自然的設計。長時間配戴墨鏡的人會對光線越來越敏感，那就像整天待在室內的人，突然走到明亮的室外時，光線會刺痛你的雙眼，直到調節適應爲止，因爲這是一個自然的調節過程。

我記得在溫哥華的工作坊上，有位女士跟我說，她在游泳池內會戴太陽眼鏡，遮擋紫外線。她想知道如何才能解決畏光的問題。科學術語上，眼睛適應光線的學名，稱爲「光適應」。

最簡單的辦法是閉上雙眼，讓太陽光照射眼瞼幾秒鐘，這樣可以訓練眼睛適應更強的光線。它既簡單又實用，畢竟太陽是生命的泉源！

第 25 章

動過手術的眼睛

Surgical Eyes

　　近年來，越來越多宣傳和誘人的廣告吹噓一種既神奇又簡單的雷射手術，能讓視力恢復到完美境界。這是一個典型的「懶人包」範例。主旨是邀請你來花幾分鐘，就能讓你的眼睛重獲新生，終身保用。我還看過雷射診所會為客人拍下手術過程當作紀念。有些雷射診所甚至根本設於購物中心內！

　　這些手術通常宣稱簡單、安全又無痛。雖然確實有很多人受益，但也有很多人術後視力終生受損。而且手術之後幾天都會很痛。一般雷射手術會嚴重衝擊過半的角膜表層神經纖維，這會影響到自然眨眼的頻率，使其變少，造成乾眼症。患者通常需要滴用好幾個月的眼藥水，才能恢復正常。

　　請記住，角膜厚度約零點零五公分，因此手術必須高度精準。同時，既然

角膜上沒有血管，所以需要很長的時間才能癒合。此外，角膜組織被雷射手術削除後，其後遺症為三十至四十％的角膜強度喪失了。這是永遠無法復原的，而且很容易造成圓錐角膜，可能要透過角膜移植手術才能保存視力。

美國法律規定，只有執業醫生才能進行雷射手術，但並無明定的培訓要求。任何執業醫生，連婦產科或小兒科醫生都可以參加由雷射手術廠商主辦的週末研討會，下週一即可開始合法施行手術。這弊端起因於如下的致富礦脈——從強銷拉客方式到以執行手術醫師之名，於其大作內頁，背書推薦等，種種千奇百怪一應俱全的雷射手術書籍。你甚至可以摸彩摸到一個手術！在快速致富的動機下，由於經濟利益使然，醫生和診所進行手術前，不會嚴格篩選患者，也有意無意的忘記向患者說清楚、講明白手術潛在的風險。醫生認定只要能看到視力表上20/20那行字母，手術就算成功。然而術後，雖然患者可能視力恢復到20/20，但是後遺症也可能產生喪失光線不足下的視力，以致搞砸了可以好好享受一場電影的經驗，也無法在高雅的餐廳享用美食。你晚上無法開車，只好騎腳踏車代步。另外，一般被熟知的較小副作用是出現重影，甚至三重影像，注視明亮事物時，周圍也可能出現光芒四射的亮光，又稱「星暴」。

美國食品及藥物管理局（FDA）的統計資料顯示，接受過雷射手術的患者

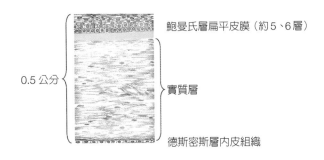

0.5 公分

鮑曼氏層扁平皮膜（約5、6層）

實質層

德斯密斯層內皮組織

當中，有十％對結果不甚滿意，FDA也預測二十％的人會失去低視覺對比能力，另有十五％的人需要進行額外的加強或矯正手術，增加了經濟負擔。其實早期還有一種放射狀角膜切開術，醫生會在患者角膜中心切開一組小切口，切口位置越接近視軸中心區域，效果越顯著。這個手術實際上是在角膜上製造開口，角膜的自然形態會使傷口擴大，以平衡表面的張力。由於患者需要幾個月的時間才能復原，傷口受到感染的機會很大，而且手術效果也沒有現代手術好。

尤有甚者，美國和加拿大的法律正修法規定中，進行過雷射手術的人，在晚上不得開車，因為有多項佐證顯示，手術會使患者在光線不足下，降低辨別細節的能力。例如，當一個人背對日光時，應不難看清楚他的臉，但有些動過手術的人只能看到大致的輪廓，無法辨認出細節。有些人在暗淡環境中注視明亮的事物時，會看見光暈，因此在夜間駕駛非常危險。英國交通研究實驗室對做過雷射手術的患者進行檢測，發現八十％無法看到五十五公尺外的紅綠燈，更嚴重的，四十％甚至無法看到十五公尺處的標誌（也就是四個車身的長度）。在二〇〇〇年八月，加拿大醫學協會也把雷射手術列為駕車的高危險因素。

很多患者都覺得接受雷射手術後，僅僅是將近視眼鏡換成了老花眼鏡。我的視力鍛鍊工作坊中，課堂上有許多人都曾經進行過形形色色的雷射手術。但過了一段時間後，視力又回復到手術前的狀態。記住，事實上，動過手術的你，仍然是個近視眼。你近視的程度沒有任何改變；改變的是，角膜的一部分被切除掉了。這也改變了眼睛的焦點，因此這項手術似乎只是把眼鏡雕刻在眼睛上，僅比配戴隱形眼鏡略勝一籌。

若想瞭解更多關於雷射手術的後遺症，可以瀏覽：www.surgicaleyes.org，

裡面有持平而完善的資訊，附以許多關於手術出錯的真人真事。一個有智慧的眼科醫師告訴了我們，手術治療是莫可奈何，最後的一招。同樣的，人們也以為隆乳手術安全無虞。因為我們根本無法預知十年或二十年後會出現什麼不良後果。一九八八年，美國食品及藥物管理局僅通過最常見的雷射手術。參見網址：www.fda.gov\LASIK。

　　既然雷射手術存在眾多的誤導爭議，我把美國食品及藥物管理局關於這種手術的介紹綜合摘錄起來，與自然天成的視力鍛鍊相比較。（參見下頁）

概述	雷射手術	自然視力鍛鍊法
不適合進行雷射療程的原因		
事業方面的影響	有些僱主禁止員工做雷射手術	不詳
費用	每隻眼睛介乎 1,500 至 3,000 歐元	工作坊費用 250 歐元
健康狀況	患有會減慢或阻礙復原的疾病	不詳
穩定視力	視力必須已維持穩定至少一年	不詳
瞳孔大小	若瞳孔在晚上擴大到 5.5 公厘以上，會出現星暴	不詳
角膜厚度	無法進行手術	不詳
乾眼症	雷射治療會讓乾眼症進一步惡化	不詳

要達到預期效果，你可能要做不只一次的手術		不詳
你可能仍然需要配戴老花眼鏡		不詳
效果可能並不持久		效果持久，終生保用
有可能永久喪失視力		不詳
可能無法在晚上駕駛	美國食品及藥物管理局估計，20%在手術後會喪失對比感，以致在餐廳、戲院等燈光暗淡的環境下看不見東西	不詳
看東西時可能會出現光暈或星暴	有些人會永久出現重影，甚至三重影像	不詳
手術後幾天視力會很弱	可能要花上幾個月時間才達到效果	你會有穩定的進展
有些人看東西會出現如同電視機收訊不良的鬼影		不詳
會有痛楚和不適	需要滴眼藥水來紓緩痛楚	不詳
可能會有併發症，包括不規則散光	若醫生技術欠佳，會因接合手術不良造成皺紋	不詳
可能導致角膜擴張	由於角膜組織被削薄，眼內壓可能會讓角膜向外隆起	不詳

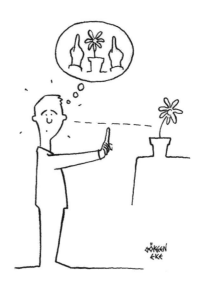

第 26 章

視力鍛鍊計劃

Your Vision Training Plan

・檢查你的眼力	把視力表掛在牆上，確保有充足的日光。從圖表開始量度一、二、三公尺距離，然後站在三公尺的位置上，檢查雙眼的視力。
・雙眼視力	你能清楚看到最低哪一行字母？註記 20/◯◯（記下視力表右手邊標示的數字）。
・左眼視力	用右手蓋住右眼，你能清楚看到哪一行的字母？註記 20/◯◯。
・右眼視力	用左手蓋住左眼，你能清楚看到哪一行的字母？註記 20/◯◯。

若近視度數超過-5個屈光度,你就需要進行第一四三頁介紹的繩索練習。

| ・左眼遠點 | 量度繩端至左眼遠點的距離是多少公分。 |
| ・右眼遠點 | 量度繩端至右眼遠點的距離是多少公分。 |

看看兩者有沒有分別,若兩眼遠點不同,你就要進行合適的訓練,把雙眼遠點拉成一致。

| ・檢查散光 | 翻到第一一四頁的散光圖,注視整個圖像,若發現有些線特別粗,或者特別密集或疏離,那就表示你患有散光。你應站在不同的距離進行測試,而且兩隻眼都要作檢查。 |
| ・檢查雙眼協調能力 | 按照第一七二頁的指示,用一條繩作檢測。若雙眼協調能力正常,你應該能在任何距離的迴紋針上看到一個交叉虛像。 |

●散光

・進行西藏輪圖訓練(具體描述在第一一六頁)。

●低於2個屈光度的近視,亦即清晰視距達五十公分

・必要時才配戴眼鏡,譬如開車的時候。

・進行視力圖表訓練(具體描述在第一二九頁)。

・進行身體搖擺訓練(具體描述在第一三〇頁~第一三一頁)。

・養成習慣在最遠距離外尋找最細小的目標。

・你可以配戴隱形眼鏡進行訓練。

- 近視度數介乎2至3個屈光度，亦即清晰視距介乎三十七至五十公分之間
  - 閱讀時不准戴眼鏡，只有真看不清楚時才偷瞄一下。
  - 進行繩索訓練，把遠點逐漸拉遠（具體描述在第一四三頁）。
  - 進行圖表交替訓練（具體描述在第一三三頁）。
  - 進行骨牌訓練（具體描述在第一三五頁）。
  - 若近視度數低於2個屈光度，可以進行視力圖表訓練（具體描述在第一二九頁）。

- 近視度數超過4個屈光度，亦即清晰視距不超過二十五公分
  - 配戴度數低於實際所需五十至七十五度的眼鏡。
  - 進行能量訓練（具體描述在第一四○頁）。
  - 進行繩索訓練（具體描述在第一四三頁）。

- 雙眼協調
  - 進行繩索訓練（具體描述在第一四三頁）。

- 遠視
  - 用掌療法或冷敷熱敷交替法放鬆眼部。
  - 訓練注視極近距離微小事物的能力。
  - 除非萬不得已，不要依賴老花眼鏡。
  - 盡可能在近距離下頻繁地閱讀細小字體。

- 老花
  - 將雙眼的近點調整到眼前十五公分處。
  - 盡量努力，減少驗光處方的度數。
  - 練習閱讀細小、然後更細小的字體（具體描述在第一五七頁）。

・進行弱視閱讀訓練法（具體描述在第一六二頁）。

・用圓圈訓練檢測雙眼的協調注視能力（具體描述在第一六四頁）。

・在良好的日光下摘掉眼鏡閱讀。

● 弱視

・用弱視眼進行繩索訓練（具體描述在第一四三頁）。

・進行能量訓練（具體描述在第一四○頁）。

● 斜視

・進行蝴蝶訓練（具體描述在第一八二頁）。

・進行身體晃動訓練（具體描述在第一八三頁）。

・進行鏡像訓練（具體描述在第一八四頁）。

● 訓練顏色感知能力

・收集顏色（具體描述在第一九八頁）。

・配對顏色（具體描述在第一九八頁）。

・用顏色進行調和訓練（具體描述在第一九九頁）。

・排列顏色（具體描述在第二○一頁）。

● 視覺缺陷

・獲得光感（具體描述在第二○三頁）。

・感覺映射（具體描述在第二○四頁）。

・感知物體形態（具體描述在第二○四頁）。

視力鍛鍊的科學

The Science of Vision Training

古早以前，以裸視達到視力實質的改善，即已載在卷宗。諸如美國驗光學會於一九八八年指出。早期是由以下等人研究：

1.貝茲（Bates，1920年）；

2.艾沃特（Ewalt，1945年）；

3.伍茲（Woods，1946年）；

4.希爾敦等人（Hildreth，1947年）；

5.馬格（Marg，1952年）；

6艾普斯坦等人（Epstein，1978年；1981年）；

7.柯林斯等人（Collins，1981年；1982年）；

8貝里特（Baillet，1982年）；

9吉爾與克林斯（Gil and Collins，1983年）；

10.布藍特等人（Blount，1984年）；

11.羅森等人（Rosen，1984年）；

12柏曼等人（Berman，1985年）。

☺ 散光的科學

多年以來，學者嘗試以不同理論來解釋散光的成因。一九〇九年，著名德國科學家荷姆赫茲指出，眼球結構本身會造成逆規散光，但眼瞼產生的壓力卻有機會形成順規散光，兩者會互相抗衡。一九三二年，杜克·艾爾德（Duke Elder）指出，順規散光的產生是因為眼球的垂直直徑稍微大於水平直徑。

一九七〇年艾爾德又指出，來自眼瞼的壓力能夠產生或改變角膜散光。接著，威倫（Vihlen）和威爾森（Wilson）於一九八三年發現，順規散光的程度和眼瞼的彈性系數會隨著年紀漸長而下降，但無法證明角膜曲度與眼瞼張力有關聯。一九八二年威爾森等人則發現，撐起眼瞼會讓水平子午線上的角膜曲度下降，因此眼瞼的壓力確實會產生一定程度的順規散光，但如果散光度數介乎±1個屈光度的範圍內，撐起眼瞼對角膜曲度的影響則不大。

●眼外肌施加的額外壓力

有一掛作者，包括費爾默德（Fairmaid，1959年）、班農（Bannon，1971年）和米爾羅德（Millodot）與西鮑爾特（Thibault，1985年）指出，雙眼聚焦時，角膜水平子午線會降低，讓順規散光度數上升，或者逆規散光度數下

降。班農於一九七一年的研究發現，雙眼聚焦時，若無老花的影響，角膜水平子午線上會減少0.245至0.50個屈光度的散光。

一九五三年賀夫特勒（Hofsteller）和瑞菲（Rife）認為，散光主要是由環境因素造成的；而萊爾（Lyle）於一九六五年則指出，沒有證據顯示，2個屈光度以下的散光是由遺傳因素造成的。

● 硬式隱形眼鏡

硬式隱形眼鏡不僅會抵銷角膜產生部分散光，也會隨著時間，讓角膜曲度越來越大。譬如說，配戴上比正常稍平的近視隱形眼鏡（俗稱「角膜塑型術」），會以不同的程度荼毒角膜，造成順規散光的度數上升。順規散光的惡化程度，洽與配戴硬式不透氧隱形眼鏡的程度成正比，眾多學者皆報導了此一現象，包含葛羅斯沃納（Grosvenor，1977年）。聚甲基丙烯酸甲酯所造成的影響，被查證會誘發2.5至6個屈光度，程度不等的散光。

● 殘餘散光

殘餘散光係指由角膜以外所構成的散光，大多數人的殘餘散光都是逆規散光。卡特（Carter，1972年）發現，在他檢測過的患者當中，有八七％都是逆規散光。大多數研究顯示，殘餘散光的度數介乎0.5至0.75個屈光度。

學者多僅關心散光呈現的相貌，只有少數人指出，眼外肌的作用能夠使角膜形狀產生改變。視力鍛鍊就是假設眼外肌，特別是直肌的壓力能改變角膜的形狀，其實這並非想像力的重大突破，因為我們早已知道，配戴硬式隱形眼鏡可導致散光。

☺ 近視的科學

　　近視是學者最常研究的眼疾，有趣的是，在十八世紀，不論是近視的專家麥肯錫（MacKenzie，1830年）和遠視的專家修爾（Sichel，1837年），專家都不鼓勵配戴眼鏡。

●近視的盛行率與教育程度有關嗎？

　　早期的調查者（康恩〔Cohn，1867年〕、多爾〔Dor，1878年〕、弗羅德斯〔Florchutz，1880年〕、馮基爾德〔von Jaeger，1861年〕、魏爾〔Ware，1813年〕）等人的結論，都認為在密集的教育環境中學習的孩子，近視較為盛行。這個發現被證實於一九八八年，針對大西洋洲加納國的原著民，美拉尼西亞族兒童的研究。其結果顯示，在密集的教育環境中學習的孩子，近視比率確實遠高於其他環境的小孩。

　　賓德（Bind）於一九五〇年的研究報告中指出，愛斯基摩兒童當中幾乎沒人患有近視，史克勒（Skeller）在一九五九年也指出，愛斯基摩人的近視率極端的低。但是一九六九年，楊（Young）等人的研究報告指出，雖然這些愛斯基摩人的直系血親尊親屬中，幾乎完全沒有任何人患有近視，但超過一半的學齡兒童卻都患有。

　　佐藤（Sato）在一九五七年的報告中指出，日本中學生的學業要求日益提高，導致近視比率從一九一四年的十五％上升到一九五五年令人不可置信的四五％。羅桑納和貝爾金（Belkin）在一九八七年對以色列進行全國性的十七至十九歲、十五萬七千七百四十八名男生進行調查，特別注意樣本中近視度數與學業成績之間的關係。這一個大樣本的隨機調查，取材自十七至十九歲男性猶太人的入伍體檢。他們發現受教育的年數和智力水平，都與近

視比率大約呈正相關。

●近視越來越普遍嗎？

薛勒（Scheerer，1928年）和貝塔赫（Betsch，1929年）調查了約二萬五千名二十五歲以上的成年人，發現有十三·七％患有近視。沃爾頓（Walton）於一九五○年調查了約一千名年齡介乎三十至九十歲的成年人，近視比率是十七·七％。二○○一年英國的調查報告指出，有六一％的人患有近視，不幸地，近視似乎已增高到拉警報的地步！

此際，科學家尚未完全搞懂近視的成因，因而出現了很多理論，包括從遺傳到近距離用眼過度。

●過度的近距離工作會導致近視嗎？

一九九四年葛羅斯（Gross）和赫賽（Hzai）提出了一個假設的機制，企圖解釋近視的成因。他們認為時常近距離工作，會使雙眼的調節功能大幅落後，讓視網膜上的正常成像變得模糊，誘發近視。這是因為眼部調節聚焦大幅落後，會讓雙眼形成的影像出現於視網膜後方。因此，眼軸拉長，視網膜上的成像就會清晰。

持續的近距離工作，可能會導致眼軸增長。此一過程，正如同近視者矯正其屈光不正的程序，有些專家將其稱為近點處的正視化。

圭艾茲達（Gwiazda）等人於一九三六年指出，調節機能軟弱及成像模糊（並非調節的效果），是造成近視的原因。他們測試剛出現近視和視力正常的兒童在三種情況下的調節反應：

1.將目標物逐漸移近，不斷刺激調節能力（因此模擬近似於誘發調節）。

2.使用凹透鏡，增加對調節能力的刺激。

3.使用凸透鏡，不斷減少對調節能力的刺激。

使用凸透鏡減少對調節能力的刺激時，調節落後的幅度與另外兩組沒有明顯差異。將目標事物逐漸移近時，調節落後的程度起初沒有明顯差異，但在距離眼前約二十五公分處，近視眼的調節落後程度比正常眼高約0.4個屈光度。然而，使用凹透鏡時，近視眼的落後程度卻非常大。對一名-3.50屈光度的患者而言（最高使用度數），大約可讀到2.7屈光度；就如同1.5屈光度的正視者一般。

吉亞茲塔等人指出，無論在任何年齡階段出現近視，調節能力都會減弱。

● **在實驗室誘發出來的近視**

環境對視力有很大的影響，研究顯示，實驗室的猴子出現近視的比率較野生猴子高。即使不是研究室，眷養於室內的猴子，也比在室外更容易出現近視。（楊，1967年）

德國學者里文森（Levinson）是第一個進行動物實驗研究的人。他於一九一二年向柏林醫學學會提出首篇論文，里文森相信近視的成因是當雙眼處於向下注視的狀態時，視神經會被拉扯，讓眼球的前後軸偏向垂直。為了測試以上的理論，他將一些猴子關在緊貼地面的籠子內，幾個月後，猴子出現了近視，並在實驗全程中持續增加。葛里斯威爾（Griswell）和葛羅斯於一九八三年也以同樣方式將三隻猴子關進籠子。其中一隻在九個月後出現14至15個屈光度的近視，另一隻在一年後出現7至9個屈光度的近視，剩下的一隻則在四週後出現1至2個屈光度的近視。在整個實驗過程中，眼內壓並沒有提高，猴子呈軸性近視，也就是說，牠們的眼球就如一

般近視患者般被拉長了。

☺ 雙眼聚焦的科學理論

大量臨床研究指出，視力訓練對治療雙眼聚焦能力之不足，有顯著療效。庫柏（Cooper）和達克門（Duckman）於一九七八年，回顧了四十七年來在這方面的十五項研究，這些研究調查了近二千名雙眼聚焦能力不足的患者，透過視力訓練後，治癒率高達七二％，另有十九％的視力狀況有相當程度的提高，失敗的只有九％。

一九四五年，達西（Duthie）和梅尤（Mayou）對三百六十四名雙眼聚焦能力不足的患者進行治療，有效率高達七二％。

☺ 斜視的科學理論

通常斜視的治療主要包括稜鏡光學治療，或是透過手術放鬆或拉緊眼外肌。患者家長常常會承受很大的壓力，一方面要讓孩子進行手術，另一方面手術效果往往不盡人意。在多數情況下，手術只能改善外觀，孩子則始終無法獲得立體視覺。

● 非手術視力訓練方法之效果

一九八七年，威克（Wick）對五十四位調節性內斜視（眼睛內鬥）患者進行回溯檢驗，看看他們接受視力療癒後情況有何改善。這些患者根據端尼（Duane）法進行分類，可分成兩類：

1.內聚力過強（十一人）；
2.雙眼相同內斜（四十三人）。

進行此一治療後，超過九十％的患者，完全恢復了雙眼協調注視的能力。

克里斯桑道（Chryssanthou）於一九七四年的研究報告宣稱，二十七位介乎五至三十三歲的間歇性外斜視（一眼向外轉）患者中，有八九％經過訓練後，得到明確的改善，當中六六·六％在治療後的六個月至二點五年間，更被評為進展極佳。

艾丁（Etting）於一九七八年指出，視力訓練法對於恒定斜視患者的治療成功率高達六五％，尤其對內斜視（眼內轉）的成功率為五七％，外斜視（眼外轉）為八二％。而間歇性斜視的成功率則更高達八九％。明確而言，當中對內斜視的成功率為一〇〇％，外斜視則為八五％。艾丁指出，當視網膜對應正常時，成功率更高達驚人的九一％。

福萊克斯（Flax）和達克門於一九七八年，檢驗了視軸矯正法，確認其為治療斜視的有效模態。他們消化了相關文獻並提報了相關數據；大量的研究結果顯示，結合功能性的治癒率高達七四％。一九六一年，路德蘭姆（Ludlam）研究了一百四十九位接受過視力訓練的斜視患者，其對視軸矯正治療法的反應，發現成功率可達壓倒性的七三％。

在一項後續研究中，一九六五年路德蘭姆和克萊曼（Kleinman）發現，針對斜視的視力療癒長期成功率達六五％。一九六一年布萊爾（Bryer）曾經研究視力訓練對於隱斜視的長期治療效果，在八十九位透過訓練後，視力即時回復正常的患者當中，有八一％在治療後的六至十年間，皆未復發，只有四％有復發跡象，需要接受進一步治療。這與一九七九年渥岡所提出的成功研究結果，並無二致。

上述諸多研究，看似過時陳廢。雖然，斜視依然固我，但其效力仍然攸關且重要。

☺ 弱視的科學理論

到目前為止，弱視的成因尚無定論。它總是伴隨斜視出現，因此一般都認為是由於雙眼傳入的圖像有差異，導致大腦產生主動抑制，造成非主力眼呈現弱視現象。另外，弱視也可能是白內障所造成的視覺刺激剝奪感，或大量遠視偏誤的結果。

很多學者專注於弱視的治療和管理方法。較為流行的信念是，當那隻正常的眼睛被遮蓋時，弱視眼才能呈現視力的最佳狀態。普格（Pugh）在一九五四年發現，當雙眼都睜開注視時，視力會降低，意味著正常眼對弱視眼有抑制作用。諾頓（Noorden）和雷夫勒（Leffler）在一九六六年一份研究報告中指出，對正常眼的光線刺激越強，弱視眼的視力下降程度就越大。

在一些個案中，患者配戴眼罩後，正常眼會變成弱視眼。伊克達（Ikeda）於一九八〇年證明了，弱視眼的刺激剝奪，可能起因於使用阿托品或壓抑療法（配戴眼罩）。

布芬（Buffon）於一七四三年首先建議以配戴眼罩或壓抑好的眼睛來治療弱視，直到今天，依然有很多醫生向患者建議這種方法。多年來，專家一直嘗試用其他的主動刺激方法來代替這種被動的治療，電療和藥物刺激都被嘗試過，但效果皆不彰。

種種治療方法如下：

1.完全隔絕法：阻隔所有光線和影像。在某些狀況下是讓患者戴上眼罩，有時也可使用黑色的隱形眼鏡。

2.不完全隔絕法：只允許一些光線射入眼睛。患者會配戴磨砂眼鏡或其他類型的過濾鏡片。

3.部分隔絕法：允許看到影像，但清晰度不高。一個可能的例子是只遮住患者部分眼睛。這種方法在法國十分普遍。另一個例子是遮蓋患者眼睛下方，鼓勵他們近距離用眼時儘量使用弱視眼。

4.光線抑制法：使用鏡片，來模糊視力較佳的那隻眼睛，以逼使弱視眼上工。

5.散瞳法：使用散瞳劑，亦即睫狀肌麻痺劑。用於模糊正常眼的視力。經常使用的藥物為俗稱散瞳劑的阿托品，以滴劑或軟膏形式呈現。

現在最流行的治療法，是遮住那隻原本正常的眼睛，強迫弱視眼進行注視訓練。然而，逼迫孩子戴眼罩，甚至將手肘固定，以免摘掉眼罩的做法，已越來越不為父母所接受。

刻意讓正常眼變模糊的方法，似乎也有些問題。因為眾所皆知，戴眼鏡很容易讓眼睛向鏡片妥協，進而降低視力。一九七八年伊克達和崔瑪（Tremain）的研究報告就指出，在此情況下，原本係屬正常視力的眼睛，其視力將會下降。

專有名詞解釋

Glossary

調節力（Accommodation）

睫狀肌作用引發之眼睛調節聚焦的能力，這可增加水晶體的聚焦能力。當此調節技巧正常發揮時，眼睛可以不費吹灰之力地快速聚焦，並持續不斷聚焦。這就如同一架自動聚焦的照相機。睫狀肌必須收縮以便觀看近處，這造成水晶體將會彈性地向外凸展；觀看遠處時，睫狀肌必須放鬆，而水晶體是被壓扁的。

視力（Acuity）

亦稱「視敏度」。視力清晰的程度，取決於影像清晰銳利的程度，視網膜

上的神經元敏感度。

弱視（Amblyopia）

降低視力（低於20/20），此時無法以眼鏡或隱形眼鏡矯正，同時，並非肇因於結構性或解剖學上的異常（臨床情況）。顧名思義，此情況常被稱爲「懶惰的眼睛」，它是用則進、廢則退的標準範例。常見徵兆爲單眼視力模糊，一眼優於另一眼。約有二％人口受到影響。

功能性（可逆性）弱視的型態：

1.屈光型（refractive）：不等視（兩眼屈光度不同），或弱視產生性的屈光異常（遠視、近視或散光）。

2.斜視型（strabismic）：雙眼對不準，導致指向不同方位，形成視力剝奪（也可能指的是廢用性弱視），造成光線未能正確進入並投射於眼睛。

這可能包含了先天上眼瞼下垂、角膜混濁或白內障。

功能性弱視的治療，其選項包含戴眼罩、驗光配鏡、配戴稜鏡及視力訓練，視力訓練的療效優於七成，是所有治療選項中最佳者。

雙眼不等視（Anisometropia）

兩眼視力呈現不同的屈光度。

散光（Astigmatism）

光波進入眼睛後，並未全然聚焦在同一點上（就如同磨損而起毛邊的繩子），這會導致模糊、扭曲的視覺。異常形狀的角膜通常會造成此一情境。三不五時，散光存在於眼睛的水晶體。這種情形，要以圓柱面環形圓紋曲面

眼鏡或隱形眼鏡來矯正。

雙光眼鏡（Bifocal Glasses）

可矯正兩種距離的視力，由兩種不同度數的矯正鏡片所合成，譬如：

1.為了矯正近距離視力的凸透鏡，以便看近。

2.為了矯正遠距離視力的凹透鏡，以便看遠。

如此方可有時看遠，有時看近，一副搞定！

白內障（Cataract）

在正常狀況下，原本清澈透明的水晶體，變成雲霧狀或黃色，導致視力模糊不清。白內障可能來自年邁、眼睛受傷、生病、遺傳或先天缺陷。有個令人印象深刻的研究指出，服用維他命C可預防白內障的發生。如果水晶體已經起霧，手術是個治療白內障的選項。切除受損的水晶體，而以人工水晶體植入替換或採用特殊的隱形眼鏡。一般而言，白內障手術成功率超過九成，除非眼睛有其他病變。

色弱、色覺不正常（Color Vision Deficiency）

即色盲。是色覺的喪失或不足。色覺基於紅、綠、藍三原色的感知。如果任何一種顏色感知有缺失，呈現出來的色覺就只有兩種顏色的組合。根據所欠缺的一或兩個原色，當事人會有紅、綠、藍等不同類型的色盲。色盲者如果將所有顏色都看成是灰色，則稱之為「全色盲」或「單色色覺」。一般而言，視力訓練對紅/綠色盲的改善極為有效。

視椎細胞（Cone）

係一感光細胞，位於眼部的視網膜，主司色覺。

輻輳（Convergence）

亦稱「會聚力」，讓雙眼如團隊協同配合的能力，以使雙眼內轉，維持靠近時的單一視力。

角膜（Cornea）

透明而沒有血管的組織，覆蓋在眼球正前方（在瞳孔、虹膜與房水之前）。當光線射入眼睛時，將八十％的光線折射或彎曲。隱形眼鏡便是配戴於角膜之上。

遮眼測試（Cover Test）

以遮眼板輪流遮蔽兩眼，從事眼球標準測試。然後放下遮眼板，檢視眼球的活動。

屈光度（Diopter）

一項量測鏡片或稜鏡屈光（光線折射）威力的單位。眼鏡或隱形眼鏡處方度數的量測單位。舉例而言，0.5屈光度的鏡片算是相當輕；10.0屈光度的鏡片可說是十分深。

複視（Diplopia）

單一影像被看成兩個，又稱「雙重影像」。

開散、分散（Divergence）

雙眼併用，將眼睛向外轉動，以看向遠距離目標的能力。

主眼、主力眼（Dominant Eye）

在雙眼移動過程中，扮演「領導」角色的那隻眼睛。除了主力眼外，人類也有主力手、主力腳、以及主力半腦，而且未必都在同一側。

正視眼（Emmetropia）

正常的視力，完全無須任何矯正。

內斜視（Esotropia）

一隻眼睛持續性或間接性地朝向鼻側內斜。內斜視是斜視的一種型態，可能導因於：視力減退、其他眼睛功能的減退、高度屈光不正、創傷性腦部受損、動眼神經損傷、眼肌受損。

治療選項可能包括下列一或數種：戴眼鏡、隱形眼鏡、雙光眼鏡、稜鏡、視力治療、手術、施打Oculinum, Botox®品牌的A型肉毒感菌素針劑。

有時，內斜視是被屈光不正所誘發，例如遠視。如屬此種情況，單單眼鏡或隱形眼鏡，就可能會將眼睛拉直擺正。當少量的對不準現象出現時，視力訓練是最妥適的處理方式。當對不準現象嚴重時，將眼肌重新定位或縮短的手術就派得上用場了，如果手術的確必要，那麼手術與視力治療的合併療法經常產生最佳成果。（請參見第十八章「斜視」）。

外斜視（Exotropia）

一隻眼睛持續性或間接性地朝向耳側外斜。外斜視是斜視的一種型態，亦可稱爲「散開性斜視」、「遊動性斜視」。可能導因於：視力滑落、降低視覺功能、高度屈光不正、創傷性頭部外傷、動眼神經損害、眼肌受傷。

治療選項與內斜視相同，請參照內斜視的相關說明。手術與視力療癒的合併療法經常產生最佳成果。（請參見第十八章「斜視」）。

眼外肌（Extraocular Muscles）

就是控制眼睛移動的肌肉，連結於眼球外圍。每隻眼睛有六條肌肉（外直肌、內直肌、上斜肌、下斜肌、上直肌及下直肌），由大腦負責協調。

眼手協調（Eye Hand Coordination）

眼睛指揮手的能力，亦稱爲「視覺動作統整」。

眼球追蹤（Eye Tracking）

眼睛可以和緩而輕鬆地，追蹤一個移動目標的能力。

中心窩（Fovea）

視網膜的中心點能夠產生最銳利的視力，並含有最多的視椎細胞。

隱斜視（斜位，Heterophoria）

爲了達到視覺調正，眼睛會有偏移正常眼位的傾向。當一眼被遮蔽時，可以觀察到此現象。

遠視（Hyperopic）

遠視就是讓人難於看清近距離，當光線進入眼睛，並聚焦於視網膜之後，可以輕鬆地以凸透鏡矯正。視力訓練對遠視極有效果，關鍵在於放鬆！八歲之前的兒童通常都有些遠視。

上隱斜（Hyperphoria）

某一眼傾向於指向較高處的狀態，導致眼睛疲勞。有時可採用稜鏡來矯正。

上斜視（Hypertropia）

斜視，一眼朝上傾斜。

下隱斜（Hypophoria）

某一眼傾向於指向較低處的狀態，當遮住單眼時可發現這種情形。

下斜視（Hypotropia）

斜視，一眼朝下傾斜。

虹膜（Iris）

眼睛中有顏色的部分，位於水晶體和角膜之間。它調節了光線的進入。

黃斑部（Macula）

視網膜中最敏感的部分，大約是一個針頭的大小，而且是視覺中最纖細的

部分。

黃斑部退化（Macular Degeneration）

在視網膜中心的黃斑部產生退化的情形。

單眼視（Monocular Vision）

只有單眼具有有用的視力。

近視（Myopia）

近視就是讓人難於看清遠距離。當光線進入眼睛，並聚焦於視網膜之前，可以輕鬆地以近視眼鏡矯正的狀況。當近視度數高於6個屈光度（六百度）時，稱爲「高度近視」。一般而言，視力訓練對於度數較低者有其效果，然而此處，高度近視者如法炮製，依然有效。

近方視力（Near Acuity）

眼睛於近距離，譬如在十六英吋（四十公分）處，區別物體的形狀和細節的能力。

近點輻輳（會聚力）（Near Point of Convergence , NPC）

聚合。雙眼能夠在最短距離維持單一影像的輻輳能力。

近點輻輳測試（Near Point of Convergence Test）

衡量患者能夠指揮眼睛，看向迎面而來的物體，並保持不變地接近鼻子的

能力。正常的範圍距離是從鼻尖算起，零到四英吋之遠。

眼科醫師（Ophthalmologist）

其專長為全面性地照顧眼睛與視覺系統，以預防眼睛的疾病或傷害。必須完成四年以上的預科教育，四年以上的醫學教育，以及一年的實習；再加上三年以上的專科醫學、手術訓練及眼科照護經驗。他們長期接受醫學教育、訓練，及經驗過診斷、治療，並處理所有眼睛和視覺系統的問題，且被官方受證執行醫療手術。他們是受過醫學專業訓練的人，可執行完整的眼睛照護，分為初級、次級、第三級的眼睛照護（包含視力服務、隱形眼鏡、眼睛檢查、眼睛醫護和眼睛手術），並診療一般性的全身性疾病。他們並未接受視力療癒訓練。美國眼科學會並未替視力訓練或視力療癒背書。

視光師視力治療（Optometric Vision Therapy，VT）

文如其名，美國視光師協會所定義，視光師視力治療乃是用於矯正或改善特定的視力系統機能障礙的治療計劃。它包含但不限於斜視的治療（偏斜的眼睛），其他雙眼的機能障礙（眼睛的匹配）、弱視（懶惰眼）、調節力（眼睛的聚焦）、眼動功能（一般眼睛的運動能力）和視知覺運動能力。

視光師視力治療係基於醫療所需的計劃，經標準的診斷條件判定後，被設計於改善特定視力機能障礙之標準化診斷條件。治療計劃包括鏡片、棱鏡、眼罩（遮眼）以及其他適當的材質、方式以及設備。（視力治療亦可稱為「視覺訓練」或「視力訓練」、「視軸矯正」、「眼球訓練」或「眼球練習」。）

視光師（Optometrist）

　醫療保健專業人員，以提供保護眼睛服務爲主，且擁有州政府保健專業證照的人士。其服務包括：全面性的眼睛保健及視力檢查、眼疾與視力失調的診斷與治療、一般性的眼睛診察、眼鏡及隱形眼鏡的處方、低視力復健、視覺治療、醫療、從事某些手術、提供病家相關手術選項的資訊，與其專業攸關本業、副業、休閒以及生活型態之視力需求。

　視光師擁有完整的專科預科學院或大學學歷，以及四年視光學院或大學教育，以取得視光博士（視光科醫生）學歷。甚至有些視光師贏得住院醫師的資格。

器官性弱視（Organic Amblyopia）

　逐漸或愣然失去中心視力（部分喪失），影響視力，無法治療。

視軸矯正法（Orthoptics）

　矯正雙眼視覺缺陷的一個學門，矯正斜視所需之技術（內斜或外斜），輻輳不足（外隱斜視）或輻輳過度（內隱斜視），弱視及眼球運動障礙。十八世紀中葉，法國眼科醫師傑沃（Javal）是視軸矯正法的先趨。時至今日，眼科醫師們使用特殊訓練的保健專家，稱爲「視軸矯正師」。以視軸矯正法來評估患者並施予治療。相較於其他國家，美國的眼科醫師很少使用非手術性的視軸矯正技術。視軸矯正法係一涵蓋面較窄的視力療癒法。

稜鏡（Prism）

　一種楔形鏡片，一頭薄一頭厚。這種塑膠或玻璃鏡片會將光折射（其方向爲鏡片厚端的相反方向）。稜鏡可被用於量測眼睛的對不準或/及雙眼視覺

功能異常的治療（眼睛協同運作的問題）。稜鏡有時被加入鏡片內，以協助改善單眼對不準或視野缺損。

閱讀（Reading）

無論看遠或看近時，皆需要使用良好的視覺技巧、調節技巧、雙眼技巧（輻輳）、眼球運動技巧（跳躍追視掃掠注視）、周邊視力、前景與背景的辨別能力、形狀定型、空間關係、視覺辨別、視覺記憶以及視覺化。

視網膜（Retina）

眼睛最內層之神經組織，可接受光線透過水晶體聚焦在它上面。這組織包含光感細胞（桿狀及錐狀），當有光線時，可透過視神經發送電子脈衝給大腦。

視桿細胞（Rod）

係一感光細胞，位於眼部的視網膜，主司夜視能力（於低度光線時無色視覺）。

鞏膜（Sclera）

包覆於眼球外圍的白色薄膜。

斜視（Strabismus）

被轉動的眼睛，眼睛偏斜對不準。其導因為視力降低或減弱的視覺功能、高度近視、腦部嚴重創傷、眼動神經損傷或眼肌受傷。斜視時眼睛傳送相互

衝突的訊息給大腦，而且頭腦無法像正常視力時結合這些訊息。大腦透過忽視一隻眼睛的影像，讓另一眼取得優勢。導致景深的喪失。斜視好發於兒童，普及率達四％（雖然也可能長大後才出現）。

其特徵可用下列方式描述：

1.單側性斜視：只有一眼偏斜的斜視。

2.輪替性斜視：兩眼可能輪替偏斜的斜視。

3.間歇性斜視：有時斜有時不斜的斜視。

4.固定性斜視：持續偏斜的斜視。

5.週期性斜視：在某個距離才會出現的斜視。

斜視亦稱「斜眼看人」，也稱為「鬥雞眼」（向內鬥）或「外斜視」（向外鬥）。療癒方式可能包含：眼鏡、雙光鏡片、稜鏡、手術、視力療癒、A型肉毒桿菌注射（美國註冊商標Botox®品名Oculinum）。

聚散力（Vergence）

將眼睛水平移轉（向內聚合或向外開散）。調節性聚散力、融合性聚散力、近感性聚散力，而且彈力性聚散力為維持單一視覺之所需。

視覺（Vision）

可透過我們的眼睛吸收資訊，並處理該資訊以產生意義。

視力鍛鍊（Vision Training）

強調眼睛的訓練或物理治療，以回復視力。此一治療方式經常有別於視光師的視力治療，同時也涵蓋散光、近視、遠視、色覺缺陷。

Leo 老師視力訓練工作坊證言

Testimonials for Leo Angart's workshops

[台灣區]

孩子五歲時被檢查出有325度的先天散光。心急如焚之餘，求醫得知：唯一的方法就是配戴眼鏡，別無他法。後來參加「神奇的眼睛」課程，Leo要秩平他們畫一張圖，「如果視力變好了，最想做什麼事？」秩平的答覆是：「把眼鏡丟掉！」

上課後，秩平每天認真做眼部穴道按摩和其他練習，現在他真的不再戴眼鏡，並能清楚看見老師寫在黑板上的字。至此，我終於相信Leo老師所說：「我的孩子天生擁有健康的視力，它只是一時被遮蔽了……」

——永春國小三年級 姜秩平的媽媽

上了「神奇的眼睛」課程後，才知道我們的眼睛在一天內會有不同的視力，不再以為孩子感覺視力變差時，就一定是近視力加深，只是需要視力放鬆。現在，孩子的視力可以很快的放鬆，並恢復原來的視力。

現在孩子上課，不用瞇著眼睛看黑板了。他的散光進步很多。因為有加強練習這個部分。另外，他兩眼的視差較大，我現在教他把較深的那隻眼睛多多練習。班上同學的家長都非常好奇，很想知道他是如何做到的。

——中山國小五年級 洪詮舜的媽媽

我叫陳季萱，今年十一歲，在桃園中正國小唸五年級。我在上Uncle Leo的「神奇的眼睛」課以前，兩眼近視都是500度。我覺得他教的練習都很好玩。上完課後，媽媽也每天盯著我練習。現在我兩眼的度數都已降到200度。媽媽和我都很開心。

——中正國小學生 陳季萱

在學校護士鐘優敏小姐的介紹之下，我帶著小四的兒子家瑞，在今年八月底上了兩天（每天三小時）Leo「神奇的眼睛」課程。上課前我並沒有抱很高的期望。畢竟兒子自小弱視，兩眼視差很大。左眼還算正常，右眼近視竟達400多度。

雖然受到海棠颱風影響，我們仍然興致勃勃，在Leo熱誠的教導下，認真學習各種運動：繩索練習、掌療、來來去去……

而今，讓我們興奮的是：家瑞的右眼，裸視已達0.8，也就是125度。他已能看見視力表上的倒數第三行，因此可以不戴眼鏡，行動自如。

謝謝Leo，遠自千里而來，嘉惠我們這些異國子弟。

——中正國小 沈家瑞的媽媽

由於自小看了太多卡通，打了太多電玩，宏愷在上小二時已有400度近視，175度散光。身為媽媽，心疼之餘，嘗試了所能打聽到的各種所謂先進的療法，包括散瞳和OK Lens。

點用散瞳，心裡總是發毛；畢竟，那是我們用來檢查眼睛的麻醉劑。我雖非醫護人員出身，常識告訴我，每天把麻醉劑這麼強力的藥物點入眼球這麼敏感的器官，不可能沒有後遺症。而OK Lens不但非常昂貴（在加拿大要上千加幣），而且讓他很不舒服。每晚睡前逼他戴上鏡片，都要奮戰一番。更時常擔心他在睡夢中揉眼睛，造成眼球的傷害。

非常感激Leo所設計的課程，讓宏愷在各種有趣的遊戲中運動眼睛。他現在近視已降到100度，散光則完全沒有了。同時，身為教育工作者，我知道那些遊戲和練習有高度的手眼協調效果。我相信長期去做，他連智力都會有進步。

——新生國小 徐宏愷的媽媽

感謝Leo開發了「神奇的眼睛」課程，也感謝徐博士的推廣和教導。我的兒子懿信幼稚園中班時就近視了，上小學以後度數一直增加，每年都配新眼鏡，小三配第三副眼鏡時右眼已達500度，這時我才意識到事態嚴重，積極地尋找控制近視的方法。

二〇一三年七月中旬，我陪同懿信上了歐格利的親子班，使我們對眼睛結構、貝茲法、中式穴道按摩、視光學常識、照度量測及燈具選擇都有了認識，收穫很大。除了接受歐格利的訓練外，懿信也接受中醫師的穴道按摩，目前他的視力是穩定的。雖然用儀器驗光度數沒有變化，但他的視覺能力持續有進步。

在歐格利徐老師和張老師耐心的指導下，用眼的正確觀念和習慣已逐漸進到懿信的心裡。他知道視覺是珍貴的，要好好愛惜。這是懿信接受視力自然療法最大的收穫，我相信他一輩子都能從這個態度中受惠！願他也能成為視力自然療癒的見證人，見證造物主為我們造的眼睛是多麼奇妙！

——懿信媽媽

上完這個課程，得到的最大驚喜是親身體驗到：「年紀大也可以沒有老花眼」。去年十二月上課前，兩眼的度數分別是400度和450度。課後配了一副兩眼各225度的眼鏡，矯正視力是0.6，供開車時使用。半年後的今天，同一副眼鏡，矯正視力已是0.9。還有，我早上已可以不戴眼鏡開車上班。對了，我今年五十歲而已……

——資訊工作者 江名松

....

我在上課前左右眼近視都是500度左右。兩天的課上下來，真是震撼不已。我凡事都很認真，心想既然花了那麼多錢，我就執著於讓每一分錢都能值回票價。可是身兼數職（一個家庭主婦、兩份工作、三個孩子的媽）之餘，我想每天勤練也難。誰知我每天雖只練個幾分鐘，兩個多月下來，也將近視壓到350度。
降低度數時，為了省錢，一直拿女兒的眼鏡戴。無形中也激發三個女兒的興趣。現在老大的散光已有很大的改善，小女兒的150度的假性近視，也都說拜拜了！

——傳銷業者 楊純貞

....

坦白說，上完課後起初並不感覺有效。但我想既然有這麼多實例，且是最安全的視力改善方法，所以還是照著Leo老師所教方法認真去做。
不到兩週時間，我的兩眼已感覺明亮許多；散光幾乎消失了（我原來有250度的散光），現在只需配戴50度散光（為了開車安全起見），近視也減輕將近100度了。

——溫哥華旅行業者 李若菱

....

以八十多歲之齡，我當初其實是抱著高度懷疑的態度，去參加歐格利健康事業舉辦的視力鍛鍊課程。具體而言，我的右眼還算正常，但左眼的問題有白內障、老花和散光。但更嚴重的是：

1.我看遠總有兩個影子；

2.我走路時，總覺得地是不平，凹凹坑坑的。所以總是走得戰戰兢兢。

上完課後，經過兩個月的認真練習，現在不但兩個影子沒有了，走起路來也昂首闊步，不再只是仰賴右眼。

我買了一本Leo的原文大作，正在仔細研讀中。

—北區扶輪社會長 黃學忠

....

［ 海外區 ］

我極度享受此一課程，並已將近視由八百度降成五百度。然而我卻「卡」在那兒了！我期望能上完最後一個步驟，因為我相信，Leo的確擁有失傳已久之寶藏的鑰匙，以解決我的散光及更重要的能量練習。請繼續提供我這個工作坊的資訊。

—安迪娜

....

首先感謝三週前於倫敦主辦Leo視力訓練課程的單位，尤其感激的是，提供優惠的價格。然而最重要的是它真的十分神奇，每一件我所期望的事情都發生了，甚至物超所值。於此，對Leo與主辦單位衷心感激，請轉達我對Leo誠摯的謝意。我認為，他上課時講解徹底、態度溫和、展現高度的熱誠、極深的能量及對主題淵博的知識。考量到此一主題對許多學員，皆會引發情緒上的問題，我感覺到加持、尊重與教導重新變得生氣勃勃，於兩天之中帶回極多的禮物，同時，教學手冊真是個寶藏。

上完課後才兩週，我已能榮幸報告，遵從了Leo的建議後，我從事的練習是：

1.能量練習；

2.色筆引導練習，每天數次；

3.每個早晨的繩索練習。

星期一我拜訪了本地隱形眼鏡專家，要求降低度數，因為我覺得原先鏡片的度數已太深。開始時，配鏡師帶著半信半疑，稍微害怕的態度。我被證明所言的確不虛，因為讓他們驚喜的是，他們發現我的眼鏡度數強過實際所需。兩眼從六百五十度降到六百度。當帶著降低度數的那盒隱形眼鏡回家時，我的勝利感無以名狀，這感覺棒呆了！同時想到兩年前，我左右眼仍戴著七百五十和七百度的鏡片，這真是多重性且全方位的進步。

我覺得Leo給了我全新的激勵感知以及自我信念來持續進步，因而得到越來越好的自然視力。我知道我能夠以耐心和大量的愛來改善。

───伊莉莎貝特

我很享受Leo此一工作坊，在第二堂課後，我就去購買比原先度數低五十度的隱形眼鏡。然而當我隔天量測視力時，右眼度數甚至變得更低。我現在雙眼都戴三百五十度隱形眼鏡，正在努力於九月前將視力降成三百度。其實稍早前我的度數是右眼四百五十度，左眼四百二十五度。

───羅絲

我於一九○八年十月參加週末工作坊，當時雙眼皆四百五十度。現在我僅配戴一百七十五度隱形眼鏡，已經十分清楚，我下個月會繼續降低。此時我僅僅從事能量療癒及冥想練習，每兩個小時一次。我也很樂意於下一次的工作坊中擔任義工。

———娜瑞蕾

誠摯感激Leo扣人心弦的課程，讓我收到如此美好的禮物。我知道必能重拾視力，故覺得自己是世上最幸運的人，才能有緣認識你。我就如同井底之蛙，多年來首度跳出來，看清楚真正的奇蹟！謝謝你謙虛而迷人地主持這個課程，並小心翼翼的幫助藍斯，讓我一路哭著回家。如果你終於決定開授講師班，我會非常榮幸參加。你真是天上掉下來的禮物，謝謝！

———安卓雅

我於週末參加了Leo的視力課程，它卓越極了！我來信感激貴單位舉辦如此美好的課程。我從課程中獲得許多視力的曙「光」，並將會眾告周知我所有的朋友。我已兩天未戴隱形眼鏡，並已鐵了心不再戴回。Leo加油！

———蜜雪兒

你可能還記得我，我是墨爾本的準商務航空機師，於二○○八年參加了你的課程，我已完成所有理論課程並通過儀器評核。很榮幸報告，再四到五週後，我將挑戰民航機測試，所以一切順利。最佳的喜訊是，我參加民航機最高級且最難的體檢，我都通過。書面報告指出，我飛行或夜讀空圖時都不再需要配戴眼鏡。他們為我點了眼藥並檢查出，我有一點老花，但未達需要配戴眼鏡的地步。因而，我會持續練習。我雖還未能達到「一燭光」的境界，但已距此不遠。

———彼得

女兒安娜和我於十二月在斯洛維尼亞參加你的課程。安娜患有斜視，所以曾經配戴過眼鏡。然而此際已經痊癒，無需配戴眼鏡。謝謝你所帶來的一切。

——梅特卡

當你於下課前問我目前有何進步，我回答尚未見到明顯的效果。我錯了！一回到家裡，我馬上試戴一副上課前對我來說度數不夠的老花眼鏡，卻喜出望外地發現——我看見了！所以我的確有進步。我會持續不斷的進行訓練，直到擁有完美視力為止。再次感謝Leo帶來這麼好的課程。

——托比

我在二〇〇四年參加了Leo的視力訓練，當時我配戴雙光眼鏡，且有嚴重散光問題。我已經戴了超過五十年的眼鏡，我身為作家，且在二〇〇四年前已獨立書寫，或與人合著十四本書，意味著我在電腦上長時間持續工作。我發覺在工作坊進行期間，我的散光急遽下降，但我仍然覺得沒有安全感，所以持續配戴眼鏡。我操作所有在課程中學過的練習，加上徹底閱讀Leo大作《動動眼肌，視力自然好回來》，半年後，我決定要將眼鏡埋葬掉。我發覺每天花幾分鐘，從事各種不同的練習，就可幫助我保持已改善的視力，而且我不再有閱讀及開車上的困難，散光也消除了！此時，我用在照顧視力上的時間，多於找眼鏡的時間。

——伊賽亞

Beautiful Life 41

動動眼肌，視力自然好回來

原著書名 / Improve Your Eyesight Naturally　　　　譯　　者 / 徐恒功、張瓊嬪
原出版社 / Crown House Publishing Limited　　　　選　　書 / 何宜珍、劉枚瑛
作　　者 / 力歐‧安加特 Leo Angart　　　　　　　責任編輯 / 劉枚瑛

版　　權 / 黃淑敏、翁靜如、邱珮芸
行銷業務 / 張媖茜、黃崇華
總 編 輯 / 何宜珍
總 經 理 / 彭之琬
發 行 人 / 何飛鵬
法律顧問 / 元禾法律事務所　王子文律師
出　　版 / 商周出版
　　　　　臺北市中山區民生東路二段141號9樓
　　　　　電話：(02) 2500-7008　傳眞：(02) 2500-7759 E-mail：bwp.service@cite.com.tw
發　　行 / 英屬蓋曼群島商家庭傳媒股份有限公司城邦分公司
　　　　　臺北市中山區民生東路二段141號2樓
　　　　　讀者服務專線：0800-020-299　24小時傳眞服務：(02)2517-0999
　　　　　讀者服務信箱E-mail：cs@cite.com.tw
劃撥帳號 / 19833503　戶名：英屬蓋曼群島商家庭傳媒股份有限公司城邦分公司
訂購服務 / 書虫股份有限公司客服專線：(02)2500-7718；2500-7719
　　　　　服務時間：週一至週五上午09:30-12:00；下午13:30-17:00
　　　　　24小時傳眞專線：(02)2500-1990；2500-1991
劃撥帳號 / 19863813　戶名：書虫股份有限公司
　　　　　E-mail：service@readingclub.com.tw
香港發行所 / 城邦(香港)出版集團有限公司
　　　　　香港 灣仔 駱克道193號超商業中心1樓
　　　　　電話：(852) 2508-6231　傳眞：(852) 2578-9337
馬新發行所 / 城邦(馬新)出版集團
　　　　　Cité (M) Sdn. Bhd. 41, Jalan Radin Anum,
　　　　　Bandar Baru Sri Petaling, 57000 Kuala Lumpur, Malaysia.
　　　　　電話：(603)9057-8822　傳眞：(603)9057-6622
商周出版部落格 / http://bwp25007008.pixnet.net/blog
行政院新聞局北市業字第913號

封面、版型及內頁排版 / 林家琪
印刷 / 卡樂彩色製版印刷有限公司
總經銷 / 聯合發行股份有限公司
　　　　　電話：(02)2917-8022　傳眞：(02)2911-0053

■2014年（民103）9月2日初版　　　　Printed in Taiwan
■2023年（民112）7月20日初版8刷　　著作權所有，翻印必究
定價 / 350元
ISBN 978-986-272-627-3

城邦讀書花園
www.cite.com.tw

國家圖書館出版品預行編目 (CIP) 資料

動動眼肌，視力自然好回來 / 力歐．安加特 (Leo
Angart) 著；徐恒功、張瓊嬪譯．-- 初版．-- 臺
北市：商周出版：家庭傳媒城邦分公司發行，民
103.09
　面；　公分
譯自：Improve your eyesight naturally
ISBN 978-986-272-627-3(平裝)
1. 眼科 2. 視力保健
416.7　　　　　　　　　　　　　　103013656

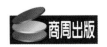
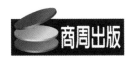

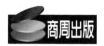 商周出版

讀者回函卡

謝謝您購買我們出版的書籍！請費心填寫此回函卡，我們將不定期寄上城邦集團最新的出版訊息。

姓名：＿＿＿＿＿＿＿＿＿＿＿＿＿＿＿　性別：□男　□女

生日：西元＿＿＿＿＿＿年＿＿＿＿＿＿月＿＿＿＿＿＿日

地址：＿＿＿＿＿＿＿＿＿＿＿＿＿＿＿＿＿＿＿＿＿＿

聯絡電話：＿＿＿＿＿＿＿＿＿　傳真：＿＿＿＿＿＿＿

E-mail：＿＿＿＿＿＿＿＿＿＿＿＿＿＿＿＿＿

學歷：□1.小學　□2.國中　□3.高中　□4.大專　□5.研究所以上

職業：□1.學生　□2.軍公教　□3.服務　□4.金融　□5.製造　□6.資訊

　　　□7.傳播　□8.自由業　□9.農漁牧　□10.家管　□11.退休

　　　□12.其他＿＿＿＿＿＿＿＿＿＿＿＿＿＿＿＿

您從何種方式得知本書消息？

　　　□1.書店　□2.網路　□3.報紙　□4.雜誌　□5.廣播　□6.電視

　　　□7.親友推薦　□8.其他＿＿＿＿＿＿＿＿＿＿

您通常以何種方式購書？

　　　□1.書店　□2.網路　□3.傳真訂購　□4.郵局劃撥　□5.其他＿＿＿＿

您喜歡閱讀哪些類別的書籍？

　　　□1.財經商業　□2.自然科學　□3.歷史　□4.法律　□5.文學

　　　□6.休閒旅遊　□7.小說　□8.人物傳記　□9.生活、勵志　□10.其他

對我們的建議：＿＿＿＿＿＿＿＿＿＿＿＿＿＿＿＿＿

＿＿＿＿＿＿＿＿＿＿＿＿＿＿＿＿＿＿＿＿＿＿＿＿

＿＿＿＿＿＿＿＿＿＿＿＿＿＿＿＿＿＿＿＿＿＿＿＿

＿＿＿＿＿＿＿＿＿＿＿＿＿＿＿＿＿＿＿＿＿＿＿＿

＿＿＿＿＿＿＿＿＿＿＿＿＿＿＿＿＿＿＿＿＿＿＿＿

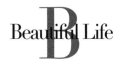

Beautiful Life

Beautiful Life